肿瘤  系列

总主编　臧远胜

肿瘤营养

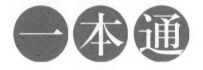

主编

戴维萍｜臧远胜

U0311902

上海科学技术出版社

图书在版编目(CIP)数据

肿瘤营养一本通/戴维萍，臧远胜主编.—上海：
上海科学技术出版社，2018.1
（肿瘤一本通系列/臧远胜总主编）
ISBN 978-7-5478-3731-3

Ⅰ.①肿…　Ⅱ.①戴…　②臧…　Ⅲ.①肿瘤—临床营
养　Ⅳ.①R730.59

中国版本图书馆CIP数据核字 (2017) 第254218号

肿瘤营养一本通

主编　戴维萍　臧远胜

上海世纪出版(集团)有限公司
上海 科 学 技 术 出 版 社 出版、发行
(上海钦州南路71号　邮政编码200235　www.sstp.cn)
苏州望电印刷有限公司印刷
开本 700 × 1000　1/16　印张8.75
字数140千字
2018年1月第1版　2018年1月第1次印刷
ISBN 978-7-5478-3731-3 /R·1467
定价：32.00元

内容提要

　　恶性肿瘤已成为威胁我国居民健康的"头号杀手"。营养支持治疗作为肿瘤治疗的一种辅助手段，在患者治疗和康复过程中发挥着重要作用。

　　本书作为"肿瘤一本通系列"图书之一，由上海长征医院肿瘤科臧远胜主任组织编写。本书从肿瘤患者的实际需求出发，用通俗易懂的语言介绍了营养的基本知识、营养评估的重要性和营养风险筛查的常用方法，并着重阐述了营养支持治疗的原则，以及放、化疗过程中出现各种状况时营养治疗的具体措施。同时针对患者居家的营养补充和饮食调理等进行了指导性介绍，并附有适合患者的日常食谱。本书对促进患者康复具有重要的指导作用。

作者名单

总主编

臧远胜

主　编

戴维萍　臧远胜

编　委

（以姓氏笔画为序）

王　湛　王　燕　王妙苗　叶晨阳　齐　峰　孙　莉

吴　颖　周文丽　柳　珂　秦文星　秦保东　原凌燕

焦晓栋

前　言

在我国，每分钟就有7人被确诊为恶性肿瘤，其危害不言而喻！避免和减轻肿瘤的危害是医者和患者的共同心愿。然而，在现实情况下，医者的努力与患者的追求之间存在一条天然的"鸿沟"。

在肿瘤防治领域，重治疗而轻预防的状况仍不容忽视。临床医生的主要工作和绝大多数精力都用在已罹患肿瘤患者的诊断和治疗上，重"主要治疗"而轻"次要治疗"，对手术、化疗的重视程度远高于化疗不良反应的预防控制和肿瘤患者的营养支持等。而患者的诉求与医者的追求也不完全一致，患者更希望了解的是正常人如何预防肿瘤、如何排查肿瘤、化疗过程中自己应该如何配合和观察不良反应、罹患肿瘤后如何改善营养……

只有将医者的努力与患者的追求完美结合起来，才是更有温度的医学关怀！无奈临床工作纷繁复杂，临床医生时间有限，无法在日常工作中向患者和家属一一解释上述问题，这让我们萌生了通过编写"肿瘤一本通系列"图书来弥补这一缺憾的想法。历经2年多的筹备、查阅资料、撰稿和修订，这套丛书终于问世了！

本套丛书分别从肿瘤预防、肿瘤排查、肿瘤化疗和肿瘤营养四个方面，从老百姓的实际需要出发，用医生的视角，结合专业的知识和权威的数据，通俗易懂地阐述如何预防肿瘤、肿瘤高危人群如何排查肿瘤、罹患肿瘤的患者如何应对化疗的不良反应、如何做好化疗期间的营养支持等内容。

希望本套丛书能够提高公众肿瘤预防、排查、治疗的意识和能力，降低肿瘤对个人、家庭和社会所带来的危害！

臧远胜

2017 年 10 月

目　录

基础知识

营养评估

41

营养支持治疗

居家营养治疗

83

基础知识

俗话说"民以食为天"，食物是人类赖以生存的必需品，人类通过食物摄取各种营养素以维持生命所需。随着我国经济迅速发展和农产品产出增加，老百姓的话题从"您吃饱了吗"转向了"您吃好了吗"。过去吃得不好容易得病，现在吃得太好或者吃的不对也可能得病。

癌症已成常见病，吃、穿、住、行任何一个环节出了问题都可能导致恶性肿瘤的发生与发展。提到排在首位的"吃"，您是否有过这样的疑惑："这个吃了会得肿瘤吗？""平常多吃什么食物可以预防肿瘤啊？""这个要怎样烹调才健康？""肿瘤患者该怎么吃呢？"等等。读了下面的内容，您或许就有答案了。

1.什么是营养

生命的维持需要不停地与外界发生物质和能量的交换，人们喜欢把"营养"与饮食联系在一起。是的，饮食是人类在同自然界做斗争以求得生存和发展的时候必然需要解决的首要问题，是人类赖以生存、追求健康的基础，是人类每天需要考虑的问题。营养的定义是指机体从外界摄取食物，经过体内的消化、吸收和（或）代谢后，参与构建组织器官，或满足生理功能和体力活动需要的必要的生物学过程。

健康的继续是营养，营养的继续是生命。我国是个历史文明古国，早在3 000多年以前的西周时期，已经诞生了世界上最早的营养师——食医。人们早就认识到，人体营养状况与疾病有关。营养状况的好坏与疾病的预防、治疗和康复都有密切关系。

2.营养素和营养价值不一样吗

营养素是指人类通过摄入食物获得生理和生活必需的各种营养成分。通俗地讲，凡是能维持人体健康以及提供生长、发育和劳动所需要的各种物质均称为营养素。

现代医学研究表明，人体所需的营养素不下百种，其中一些可由自身合成，也有些无法自身合成。中国营养学会发布的《中国居民膳食营养素参考摄入量》中将营养素分为：① 宏量营养素，包括蛋白质、脂类、碳水化合物（糖类）；② 微量营养素，包括矿物质（包括常量元素和微量元素）和维生素（包括脂溶性维生素和水溶性维生素）；③ 其他膳食成分，包括膳食纤维、水和植物化合物等。对百姓而言，通俗地讲，人体所必需的营养素可概括为七大类：蛋白质、脂肪、糖类、无机盐（矿物质）、维生素、水和纤维素等。

了解七大营养素含量较高的食物，有助于我们合理搭配饮食，根据自身需要重点补充某种特定营养素。

然而，营养素与营养价值是两个不同的概念。食物的营养价值是指食物中所含的各种营养素和能量满足人体营养需要的程度。影响食物营养价

各营养素在食物中的含量

营养素	含量最高的食物	
	动物性食物	植物性食物
蛋白质	均较高,约20%	大豆,约36%
脂肪	猪肉,约60%	油料作物 (芝麻最高,约61%)
糖类	羊肝,约4%	稻米,约77%
维生素A	各种动物肝脏和鸡蛋黄 (每100 g鸡肝含50 900 U,羊肝含29 900 U,鸡蛋黄3 500 U)	
维生素B$_1$	花生仁和豌豆 (每100 g花生仁含1.07 mg,每100 g豌豆含1.02 mg)	
维生素B$_2$	羊肝、猪肝和紫菜 (每100 g羊肝含3.57 mg,每100 g猪肝含2.11 mg,每100 g紫菜含2.07 mg)	
维生素B$_5$ (尼克酸)	羊肝和牛肝 (每100 g羊肝含18.9 mg,每100 g牛肝含16.2 mg)	
维生素C	鲜枣和辣椒 (每100 g鲜枣含540 mg,每100 g辣椒含185 mg)	
维生素D	鱼肝油 (每100 g含8 500 U)	
维生素E	小麦胚芽油 (每100 g达149 mg)	
钙	虾皮 (每100 g含991 mg)	
磷	虾皮和全脂牛奶粉 (每100 g虾皮含有1 805 mg,每100 g全脂牛奶粉含883 mg)	
铁	黑木耳和海带 (每100 g黑木耳含185 mg,每100 g海带含150 mg)	
碘	海带 (每100 g含2 400 mg)	
锌	牡蛎 (包括生蚝和海蛎,每100 g生蚝含71 mg,每100 g海蛎含47 mg)	

值的因素主要包括:① 营养素的种类是否齐全;② 是否能满足人体的需要;③ 营养素之间的比例是否适宜;④ 营养素的消化、吸收、利用程度和储存、加工和烹调。食物中某种营养素的含量高,不一定其营养价值就高,要看该食物营养素的种类是否齐全、比例是否适宜、是否能满足人体的需要。因此,人们需要科学、合理地配制平衡膳食,以达到增进健康、增强体质和预防疾病的目的。

3. 营养不良与肿瘤有什么关系

营养不良通常用来描述健康状况,通常会理解为由饮食不足或饮食不当引起。然而,过度的营养摄入也在此范畴。

广义的营养不良应包括营养不足及营养过剩两方面。营养不足是指由于食物供给不足、喂养不当、不良饮食习惯、消化系统解剖或功能异常、疾病引起需要量增多或消耗量过大,导致蛋白质或热量的缺乏,迫使机体消耗自身组织,从而出现生长发育停滞和全身各系统功能紊乱的综合征,多表现为皮下脂肪减少或消失,进行性消瘦,症状较重者可伴有全身各系统的功能紊乱及抵抗力低下,导致各种并发症。而营养过剩较容易与肥胖挂钩,与生活方式密切相关,以过度营养摄入、运动不足为主要原因,也可因内分泌疾病、代谢病、遗传等病理因素导致全身脂肪组织普遍过度增生、堆积、体重明显超过正常。总之,营养不良危害众多,及时寻找病因并进行干预尤为重要。

国际上,20%～80%的肿瘤患者存在营养不良,20%的肿瘤患者直接死于营养不良。营养不良与癌症的发生密切相关,如脂肪及热量的摄入量与直肠癌、乳腺癌的发病呈正相关;而膳食纤维的摄入量与直肠癌、乳腺癌的发病呈负相关。总之,肿瘤患者比正常人更容易发生营养不良。

反之,肿瘤会引起营养不良吗? 答案是肯定的。首先,肿瘤可引起食欲减退、恶心、呕吐、疼痛、味觉和嗅觉的改变、恶病质的发生;咽喉部肿瘤和食管癌可引起吞咽困难和疼痛;胃癌和肠癌可导致消化道出血或梗阻,影响营养的摄入。其次,肿瘤患者处于高代谢状态,更容易导致营养不良。肿瘤是异常增生的新生细胞群,代谢十分旺盛,具有无限增殖能力。为了满足肿瘤细胞快速生长的要求,机体表现为蛋白质、核酸、脂类合成增加,分解代谢减少,导致平衡被打破。肿瘤患者由于长期营养缺乏,主要表现为进行性消瘦、体重减轻或水肿、低蛋白血症等。

4. 营养越多越好吗

营养不能缺乏,但绝不是越多越好。以蛋白质为例,适量的蛋白质摄入尤为重要,若儿童生长发育过程中蛋白质摄入不够,就会影响身高、体重以及智力等多方面的正常发育。但是如果摄入过多的蛋白质，一方面意味着浪费，多余的蛋白质会代谢出去；另一方面，饮食中蛋白质含量过高，加重了胃肠道负担，机体会产生大量硫化氢、组胺等有害物质，引起腹胀、食欲减退、头晕、疲倦等症状；同时，体内蛋白质的分解增多，由尿排出的含氮物质也增多，会加重肾脏负担，加速骨骼中钙的流失，增加患骨质疏松的危险。

脂肪过剩，也是营养摄入过多的结果，极易导致肥胖、冠心病、肿瘤等发生。肥胖容易造成局部脂肪堆积，容易发生多种并发症：胰岛素抵抗、糖耐量减低、高血压、肺功能不全、脂肪肝、生殖－性功能不全等。在罹患急性感染，遭受严重创伤，以及施行外科手术和麻醉时，肥胖者机体的应激能力明显低于正常人，一旦发生这些情况，肥胖者的病情发展和预后都比正常人差。肥胖女性比正常体重女性更易罹患乳腺癌、卵巢癌；肥胖男性结肠癌、直肠癌和前列腺癌的发生率较非肥胖者高。

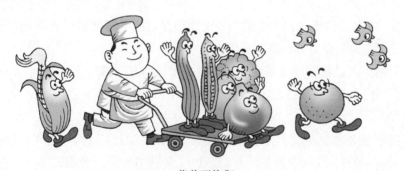

·营养要均衡·

5. 什么是营养强化食品

在食物加工过程中，为了保持食品原有的营养成分，或者为了补充食品中所缺乏的营养素，人为地向食品中添加一定量的食品添加剂（为人体所必需，但在日常膳食中易缺乏的营养素），以提高其营养价值，这样的食品称为营养强化食品，所添加的营养素称为营养强化剂。

那么，为什么要进行营养强化呢？第一，几乎没有一种天然食品能够满足人体对各种营养素的需要；第二，食品在烹调、加工和储存等过程中往往有部分营养损失；第三，地理环境、生活环境等因素，可能导致某种或某些营养素的缺乏或不足；第四，人体在不同时期对营养素的要求不同，从事不同职业的人群对营养素的要求也不同。因此，为了增加食品的营养价值的目的，可适当使用强化剂。

国家卫生和计划生育委员会批准的营养强化剂可分为四类：维生素类强化剂、无机元素强化剂、氨基酸类强化剂、蛋白质及其他强化剂。

维生素类强化剂主要包括维生素A类、维生素B类、维生素C类。维生素A类一般用于乳制品、人造奶油、面包、饼干等食品，是具有视黄醇生物活性的β-紫罗酮衍生物的统称，是一种较为理想的食品添加剂。维生素B类同样用于面包、饼干、糕点及乳制品等，主要包括维生素B_1（硫铵素）、维生素B_2（核黄素）、维生素B_5（烟酸或尼克酸）、维生素B_6（吡哆醇、吡哆醛、吡哆胺等）、维生素B_{12}（钴胺素）以及胆碱、叶酸、泛酸等。维生素C类主要用于果汁、糖果、面包、饼干等，多见于婴儿食品及保健品，可起到一定抗氧化的作用。

常见的无机元素强化剂包括碘、铁、锌、钙、镁、铜、锰、锡等。我们熟悉的是碘盐，碘主要用于预防甲状腺肿；铁的主要目的是预防缺铁性贫血；锌主要为了促进生长发育，改善味觉，提高免疫力。

目前国内已批准的氨基酸类强化剂是赖氨酸及牛磺酸强化剂，主要作用是提高强化食品蛋白质的生理效价。其常用于乳制品、豆制品、果汁、婴幼儿食品中。

肿瘤患者是发生营养不良的高危人群，在化学治疗（简称化疗）及放射治疗（简称放疗）过程中较易因恶心、呕吐、食欲不佳造成各种营养元素的缺乏。营养强化食品的营养价值较天然食物高，因此可设计一些营养强化食品，用于肿瘤患者的营养支持治疗，改善营养状况并提高生活质量。目前研究发现，可能使肿瘤患者受益的营养强化剂有硒、多糖、膳食纤维、ω-3多不饱和脂肪酸。

6. 水与肿瘤有关系吗

水是生命之源，是包括人类在内所有生命生存的重要资源，也是生物体内最重要的组成部分，在生命演化过程中起到了重要的作用。成年人体内含水量约占体重的65%，每人每天生理需要量为2～3 L。人体的一切生理活动,如体温调节、营养物质输送、废物排泄等都需要水来完成。水是生物必不可少的物质,使用不干净的水必定会致病。近年来,癌症村逐渐被发现,水污染与肿瘤发病的面纱也被揭开,那么肿瘤发病只与水污染有关吗?还有其他因素吗?

关于水与恶性肿瘤的研究涉及面较广,水的某些固有属性、水的摄入量及水中所含种类繁多的各种有害或有益物质与肿瘤的发生与发展密切相关。

(1) 美国一项研究发现,如果饮用水有中等含量(约300 mg/L)的TDS(溶解性总固体),属硬水、偏碱性($pH > 7.0$)并含有15 mg/L的二氧化硅,可将肿瘤的死亡率降低10% ~ 20%。水中可溶性硅含量、硬度及较高的TDS与肿瘤呈负相关性。对于水的酸碱度而言,目前尚未有明确的科学依据说明其与肿瘤有关。

(2) 水的摄入量与膀胱癌和直肠癌可能有关。如果人体摄入水的量过少,尿量减少,尿液中的致癌废物排泄减慢,作用于膀胱黏膜的时间延长,是膀胱癌发生的风险之一。另一方面,水摄入量增加可以促进肠道蠕动和排便,进而减少肠道内有毒物质的蓄积,降低直肠癌的发病。

(3) 水中的有害物质是百姓熟知的能导致肿瘤的因素。目前普遍认为,重金属是重要的致癌物质。其中研究较多的是砷污染,可源于自然也可源于工业污染;砷较易污染浅表及地下水,与膀胱癌、皮肤癌、肺癌密切相关。除了砷,其他重金属,如铝、铬也与肿瘤发生有关。除了重金属,某些有机物也是饮用水中高级致癌的凶手——氯化碳氢化合物是世界卫生组织国际癌症研究署(IARC)中注明的第一类致癌物中的2A级别的致癌物质,主要存在于有机氯杀虫剂、防腐剂、去污剂、脱脂剂、黏合剂等化学产品中,均具有明显的致癌性,易导致肝癌、膀胱癌、乳腺癌等。还有一类能够通过饮用水致癌的物质是水中微生物。大量含氮、磷的工业和生活用水(如含磷洗衣粉)的排放,会导致蓝藻大面积繁殖。藻类获取了丰富的营养而大量繁殖,其中部分藻类能产生微囊藻毒素,可特异性地作用于肝脏,引发肝癌,被认为是除了肝炎病毒及黄曲霉素以外的导致肝癌的重要原因。

因此,在优质水资源日益缺乏的今天,如何提高水资源的质量,健康用水是一个极具挑战的全球性问题,合理饮用优质水在预防疾病方面的作用不容小觑。

7. 脂肪与肿瘤有关系吗

脂肪由甘油和脂肪酸组成，其主要生理功能是供能和储能、保温、缓冲外力对脏器的伤害、提供必需脂肪酸、促进脂溶性维生素的消化吸收，它是人体所必需的重要营养成分。同时，膳食脂肪能增加食物美味，促进食欲，增强饱腹感，延缓胃排空，以及帮助脂溶性维生素的吸收。可见，一定脂肪的摄入对人体体质有积极的作用。然而，高脂肪饮食会给人体造成负面影响。高脂肪饮食不仅容易使人肥胖，还会在一定程度上引起某些肿瘤的发生，较多的为乳腺癌、结直肠癌、前列腺癌、子宫内膜癌、卵巢癌、胰腺癌等。

(1) 总脂肪含量高的膳食和高饱和脂肪膳食可能增加乳腺癌的危险性。研究表明，若普通人群中饱和脂肪摄入量增加67.4 g/L，则乳腺癌的发病率升高20%。西方国家饮食结构中热量的35% ~ 40%来源于脂肪，这与其乳腺癌的发病率增高有密切关系。高脂肪饮食可增加乳腺癌发生的危险，其原因可能是高脂肪饮食引起体重增加导致肥胖，而脂肪组织可以转化成雌激素和增加乳腺组织对雌激素的敏感性，体内雌激素的水平增加，从而增加激素依赖性乳腺癌的发生和发展。因此，喜欢吃煎炸食物、加工肉制品等高脂肪、高热量食物的女性，需在膳食中控制热量摄入，建议每天吃肉不要超过二两(100 g)，并保证进食足量的蔬菜、水果。

(2) 结直肠癌的发病率和死亡率与总脂肪摄入量有很高的相关性，总脂肪含量高的膳食和富含饱和脂肪的膳食可能增加结直肠癌的危险性。高脂肪和高热量饮食、喜食红肉及加工肉类、低纤维饮食均可直接增加罹患直肠癌的风险。当人体摄取脂肪后，肝脏会合成大量胆酸助消化，而肠道中细菌会将胆酸分解成对肠道有害的代谢产物，进而促进肿瘤生长。目前，结直肠癌中"夫妻癌"有增高的趋势，就是夫妻在同一屋檐下一起进餐，因为饮食和生活习惯的一致导致双方得病。因此，建议家庭饮食中减少脂肪类食物的摄入(包括动物油和植物油)，以鱼、禽、瘦肉、低脂奶制品代替动物油过多的肉食，以煮、蒸食物代替油炸食品。同时，必须增加绿色叶类和根类蔬菜、水果的摄入，并多吃淀粉和纤维多的食物。

(3) 高脂肪饮食是前列腺癌的危险因素。研究表明，脂肪摄入增加了体内雌激素水平，使前列腺受到更多雄激素的刺激，使雄激素诱导的肿瘤形成增加。同时，脂肪摄入可使氧化应激标志物增加，维生素E和其他抗氧化剂受抑制,协同促进前列腺癌发生与发展。

(4) 女性多发的子宫内膜癌、卵巢癌均与高脂肪饮食相关。对患有子宫内膜癌妇女进行腹部脂肪活检发现,和瘦的对照人群相比,这些妇女含较多的饱和脂肪酸。究其原因,可能是肥胖导致体内雌激素升高,使其罹患相关妇科肿瘤的风险相对升高。

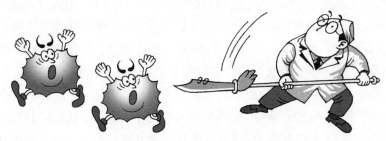

·高脂肪饮食有增加患肿瘤的风险·

8. 蛋白质会致癌吗

蛋白质是组成人体一切细胞、组织的重要成分,蛋白质约占人体全部质量的18%,是生命的物质基础。普通健康成年男性或女性每千克体重大约需要0.8 g蛋白质。婴幼儿、青少年、怀孕期间的妇女、伤员和运动员通常每天可能需要摄入更多蛋白质。蛋白质的主要来源是肉、蛋、奶和豆类食品,一般而言,来自动物的蛋白质有较高的品质,含有充足的必需氨基酸。必需氨基酸约有8种,无法由人体自行合成,必须由食物中摄取。若是体内有一种必需氨基酸存量不足,就无法合成充分的蛋白质供给身体各组织使用,其他过剩的蛋白质也会被身体代谢而浪费掉,所以确保足够的必需氨基酸摄取是很重要的。植物性蛋白质通常会有1～2种必需氨基酸含量不足,所以素食者需要摄取多样化的食物,从各种组合中获得足够的必需氨基酸。一块像扑克牌大小的煮熟的肉有30～35 g的蛋白质,一大杯牛奶有8～10 g,半杯豆类含有6～8 g。所以一天吃一块像扑克牌大小的肉,喝两大杯牛奶,吃一些豆制品,加上少量蔬菜、水果和饭,就可得到60～70 g的蛋白质,足够一个体重60 kg的长跑运动员所需。若是你的需求量比较大,可以多喝一杯牛奶,或是酌量多吃些肉类,就可获得充分的蛋白质。

对于蛋白质是否会致癌的问题，国内外众多学者已经做了大量研究，但至今尚未有明确答案。多数研究结果表明，高蛋白质摄入本身并不会增加肿瘤的发生率，蛋白质来源不同是一个可能的致癌原因。膳食中蛋白质的主要来源有肉类、奶类、蛋类及豆类制品。肉类是蛋白质的重要来源，但过量肉类蛋白质摄入的增加，可以增加肿瘤的发生率，尤其是过量摄入红肉会增加结直肠癌、前列腺癌、乳腺癌的发病率。同时，伴随肉类摄入过多，蔬果摄入会随之减少，加之一些不良生活习惯，这些混杂因素使得肿瘤发病率进一步升高。奶类是优质蛋白质的又一重要来源，也是维生素D和钙的重要来源。目前关于奶类蛋白质的肿瘤相关作用尚未有统一意见。有学者认为，牛奶蛋白质的摄入促使胰岛素样生长因子的分泌，使血清中该成分升高，可促进乳腺癌、结直肠癌、肺癌发病。也有学者认为，奶制品中的乳清蛋白富含胱氨酸及半胱氨酸，促进抗氧化物谷胱甘肽的合成，促进致癌物质的排出；同时奶类中的乳铁蛋白也能发挥抑制肿瘤的作用。豆制品是高血压、动脉粥样硬化等心血管患者的有益食品。目前相关流行病研究均证实，经常摄入豆制品可显著降低乳腺癌、前列腺癌相关发病风险，具体抑瘤机制尚在研究之中。

9. 糖类与肿瘤有关系吗

糖类是人体所必需的一种营养素，人体吸收之后马上转化为碳水化合物，是日常饮食中的首要能量来源。每克葡萄糖在人体内氧化产生4 kcal(16.74 kJ) 能量，人体所需要的70%左右的能量由糖类提供。运动时，要大量出汗和消耗热能，糖类比其他食物能更快提供热能；疲劳、饥饿时，甜食可迅速被吸收，提高血糖；头晕、恶心时，补充糖类可升高血糖并稳定情绪。

糖类是人体的必需品，它的摄入和消耗同样必须达到一个平衡，才能保持健康状态。功能性寡糖、膳食纤维、活性多糖存在大量膳食保护因子，有助于人体抵御肿瘤的发生与发展。寡糖多见于豆类、大蒜、洋葱、牛蒡、芦笋、蜂蜜、甲壳类海产品，具有增强免疫力、抗肿瘤的作用。而且，多数寡糖属于益生元的范畴，可通过促进双歧杆菌等益生菌增殖，抑制肠内致癌物生成及吸收，发挥免疫调节作用并促进机体的抗氧化能力。糖类中的膳食纤维主要是指不能被人体利用的多糖，主要来源是粗杂粮、果蔬类、薯类、豆类和菌藻类。

因不易被水解消化在肠道内停留时间较长,可增强肠道蠕动,促进益生菌生长,作为"肠道清道夫"及免疫活性、糖脂代谢调节物等,对结直肠癌有显著保护作用。活性多糖主要来源于香菇、金针菇、黑木耳、灵芝、茯苓、猴头菇等食用菌类,一方面可增强机体免疫防御能力,另一方面可抑制肿瘤细胞增殖,促进凋亡。

糖类摄入不平衡是近年来影响居民健康的一大问题,主要表现在精制糖、精米、精面相对摄入过多,膳食纤维及果胶摄入不足,易导致肥胖、胰岛素抵抗,引起体内氧化应激、内分泌及免疫功能紊乱,促进肿瘤发生。例如,精制糖是由粗糖经过精细加工而成的糖,是纯能量物质,不含维生素、矿物质、膳食纤维等天然保护成分,过多摄入可增加结直肠癌的危险性:精制糖摄入量≥ 30 g/L者比摄入量≤ 10 g/L者的结直肠癌的患病风险显著提高。其他人群研究发现,精制糖的过量摄入还能显著增加胰腺癌、乳腺癌、子宫体癌和卵巢癌的发病风险。同时,糖类摄取过多极易引起肥胖,因此由肥胖导致的相关肿瘤的风险性也会大大提高。

因此,合理摄入糖类在日常生活中极其重要。精制糖和米面摄入过量易造成肥胖、胰岛素抵抗及代谢紊乱,易导致某些肿瘤发生与发展;而功能性寡糖、膳食纤维、活性多糖具有保护因子,能够积极预防并遏制肿瘤发生与发展。如果单纯地减少糖类的食物来源,同时也会降低这些作为肿瘤发生保护因子的摄入。只有在日常饮食中合理把握糖类摄入量,维持该平衡,才能"甜"得健康。

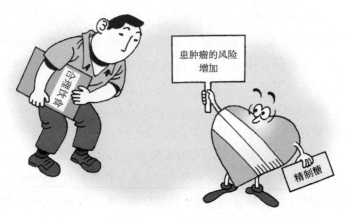

·精制糖摄入过多会增加患癌风险·

10. 维生素与肿瘤有何关系

维生素又称维他命，简单地说，就是维持生命的物质。维生素在体内的含量很少，但不可或缺。维生素是保障人体生长发育、维持生命活动和增强免疫力不可或缺的物质，保障人体的功能正常运作。维生素不是体内的能量来源，但在机体物质和能量代谢过程中起重要作用。维生素主要分两类，脂溶性维生素（维生素A、维生素D、维生素E、维生素K）和水溶性维生素（B族维生素、维生素C）。大多数维生素在体内不能合成，需要由食物提供，若食物供给不足，机体易出现各种缺乏症状；若过多摄入，即会出现中毒症状。

维生素A含有视黄醇、视黄醛、视黄酸及其代谢产物，主要作用为维持正常视觉功能和骨骼发育。主要食物来源为各种动物肝脏、鱼肝油、全奶、奶油及禽蛋。除膳食来源之外，维生素A补充剂也常使用，但用量过大不仅没有益处，反而会引起中毒，甚至可能增加某些肿瘤的发病风险。数项研究表明，适量补充维生素A可以降低乳腺癌、急性早幼粒细胞白血病、黑色素瘤、皮肤癌的发病和复发风险，但持续大量摄入反而会增加肺癌、前列腺癌、卵巢癌的发病风险。目前维生素A用于白血病的治疗已处于临床试验阶段，其毒副作用和治疗效果正在研究中。

维生素C又称抗坏血酸，有明确的抗氧化、抑制肿瘤细胞增殖的作用。主要来源为新鲜蔬菜和水果，含量较丰富的有柑橘、柠檬、柚子、草莓、辣椒、油菜、卷心菜、花椰菜和芥菜等。众多研究表明，适当增加新鲜瓜果摄入可降低食管癌、胃癌、前列腺癌、乳腺癌的发病风险。

维生素D与动物骨骼的钙化有关，故又称为钙化醇。维生素D既来源于膳食，又可由皮肤合成。良好的膳食来源为海水鱼、肝、蛋黄等动物性食品及鱼肝油制剂。经常晒太阳是人体获得充足有效的维生素D的最好来源。成年人只要经常接触阳光，一般不会发生维生素D缺乏。研究发现，增加日光照射可降低前列腺癌、结直肠癌、乳腺癌的发病风险；适当的日光照射可预防皮肤癌，但过度辐射是皮肤癌的一个危险因素。

维生素E以"抗氧化"出名，人体不能自己合成，必须依赖食物供给，主要来源于食物油及干果类。研究发现，维生素E具有抑制多种肿瘤细胞增殖的作用，如乳腺癌细胞、结肠癌细胞、肺癌细胞、胃癌细胞、皮肤癌细胞、胰腺癌细胞和前列腺癌细胞等。

叶酸广泛存在于动植物食品中，良好的食物来源有肝脏、肾脏、蛋、梨、蚕豆、芹菜、花椰菜、柑橘、香蕉及其他坚果类。我国推荐的膳食叶酸量为400 μg/d。大量研究报道，叶酸缺乏与结直肠癌的关联最强，习惯性摄入叶酸者结直肠癌的发病率较低。

维生素B_6在正常情况下不易缺乏，广泛存在于各种食物中，含量最高的是鸡肉和鱼肉类，其次为肝脏、豆类和坚果，含量较多的水果和蔬菜为香蕉、卷心菜、菠菜，我国推荐的膳食维生素B_6摄入量为1.2 mg/d。研究证明，维生素B_6是降低结直肠癌风险的独立营养因素；同时，维生素B_6高摄入人群有更低的乳腺癌罹患风险。

目前关于维生素与肿瘤关系的研究尚在进行中，专家推荐维生素的补充应慎重选择，除了确保每天充足的膳食摄入，过多补充某些维生素反而可能导致肿瘤的发生和进展。

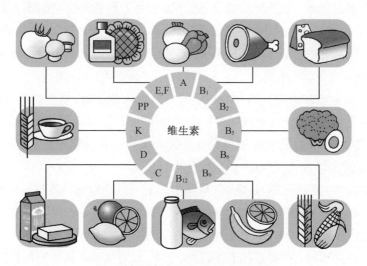

·维生素是维持生命活动的重要物质·

11. 植物化合物可降低肿瘤发病率

植物化合物是植物在生物进化过程中维持其与周围环境相互作用的生物活性分子。它们不能在体内储存，主要靠日常饮食摄入。现在已经确定的有100多种植物化合物，有些是抗氧化剂，有些具有增强免疫力的功能，有些不但可以降低致癌物质的活性，而且可以抵御致癌物质的侵袭。水果和蔬菜中的抗氧化剂活性远远强于我们熟知的维生素A、维生素C、维生素E。研究证实，植物化合物是人体健康活力的重要来源，有30多种可以降低肿瘤发病率，较常见的有以下几类。

(1) 葱属类化合物：主要有大蒜、洋葱、香葱、韭菜等，其中大蒜一直是公认的健康食物，它主要的生物活性物质是含硫化合物，包括大蒜素、二烯丙基二硫化合物、二烯丙基三硫化合物，可以阻碍亚硝酸盐和硝酸盐转化成致癌的亚硝胺。

(2) 生物类黄酮：是一类有效的抗氧化剂，能与有毒金属结合并将其转运出体外，同时稳定维生素C在体内的活性，具有抑菌、抗癌的作用。含有生物类黄酮量较高的食物有荞麦 (含芦丁)、柑橘类水果、葡萄、樱桃、番木瓜、李子、番茄及茶等。

(3) 番茄红素：是一种高效抗氧化剂，也是一种脂溶性类胡萝卜素，广泛存在于某些蔬菜与水果中，尤其是番茄、西瓜、木瓜、西柚等，具有明确的抗氧化作用及抑制肿瘤细胞周期的作用，尤其是加热及加工后生物利用度更高，对肿瘤有一定的预防作用。

(4) 花青素和原花青素：在葡萄和浆果中含量丰富，是生物类黄酮的一种，原花青素可以保护细胞DNA免遭自由基的氧化损伤，从而预防导致癌症的基因突变。同时，原花青素可提高正常人类胃黏膜细胞和正常尿道上皮细胞的生长和存活能力，增加对致癌物的抵抗能力。

(5) 鞣酸：存在于草莓、葡萄、树莓中。它可以在致癌物质破坏DNA前将其中和，保护正常细胞，阻止其癌变，有研究称它们是仅次于大蒜的第二类抗癌物质。

(6) 蘑菇多糖：主要存在于香菇、灵芝中，具有明确的抗肿瘤活性，机制在于蘑菇多糖能促进体内合成干扰素，这是一种人体自身可以合成的抗病毒的化学物质，可以抑制肿瘤的生长。

(7) 植物类雌激素：大豆中富含染料木黄酮，是一种植物类雌激素，可以有效保护人体激素平衡。研究发现，摄入植物类雌激素可以降低乳腺癌和前列腺癌的患病风险，还能降低绝经期症状。植物类雌激素的食物来源主要有豆类、柑橘类水果、小麦、紫花苜蓿、茴香和芹菜。

(8) 硫苷：是重要的抗癌物质之一，可降低肺癌、胃癌、直肠癌的发病风险,对乳腺癌也有一定作用,含量高的食物主要有西兰花、甘蓝以及其他十字花科蔬菜。

12. 膳食纤维是否与肿瘤相关

膳食纤维是指不能被人体消化酶分解的化合物,主要由可食性植物细胞壁残余物(纤维素、半纤维素、木质素等)及与之结合的相关物质组成的化合物。根据膳食纤维在水中溶解性不同,将其分为两个基本类型,即水溶性膳食纤维与不溶性膳食纤维。水溶性膳食纤维是可溶于温水或热水,且其水溶液能被4倍95%的乙醇(酒精)再沉淀的那部分纤维,主要是细胞壁内的储存物质及分泌物。另外,还包括微生物多糖和合成多糖,其组成主要是一些胶类物质,如果胶、树胶和黏液等,还有半乳甘露糖、葡聚糖、海藻酸钠、羧甲基纤维素和真菌多糖等。不溶性膳食纤维是不溶于温水或热水的那部分纤维,主要是细胞壁的组成部分,包括纤维素、部分半纤维素、木质素、原果胶、角质、壳聚糖、植物蜡、二氧化硅及不溶性灰分等。

动物实验和流行病学研究普遍认为,膳食纤维可以明确降低结直肠癌的发病风险,主要抗肿瘤机制如下。

(1)结直肠癌是由于某种刺激物或有毒物质(如亚硝胺、黄曲霉素、酚、氯等)作用而起,在肠道内停留时间过长,对肠壁发生毒害作用。膳食纤维可促进胃肠蠕动,减少肠内微生物产生致癌物的机会,减少致癌物在肠道中的停留时间。同时膳食纤维可吸水膨胀,增加粪便体积,从而稀释了肠内的致癌物浓度。

(2)促进益生菌生长:人体益生菌主要包括双歧杆菌属、乳酸菌类等。双歧杆菌是大肠菌群中的优势菌,能产生对人体毒素具有降解作用的因子SOD及维生素类,对维持身体健康,如在通便、促消化吸收、抗癌、抗衰老、增强机体免疫功能等方面均具有重要作用。乳酸菌在肠道数量虽然较少,但它产生乳酸能抑制肠道细菌生长,减少有害菌产生毒胺、吲哚、硫化氢等致癌物而减缓身体功能衰老,降低肠内pH,促进肠道蠕动,防止病原体在肠内定植。同时,每天摄入足量膳食纤维,会使肠道内双歧杆菌数量大幅增加,进而使B族维生素和其他维生素的合成增加。

(3)膳食纤维在结肠发酵产生的短链脂肪酸,如丁酸、丙酸、乙酸,可降低肠道pH,改善肠道菌群,被证实可抑制上皮细胞恶化,控制癌基因的表达。

因此,膳食纤维摄入可预防结直肠癌等肿瘤的发生与发展,对人体健康起着重要的作用,既可以促进健康又可预防疾病,粗杂粮、蔬菜和水果是膳食纤维良好的食物来源,世界卫生组织(WHO)建议成人每天总膳食纤维摄入量为27 ～ 40 g,且不溶性膳食纤维与可溶性膳食纤维比例为3∶1。我国营养学会建议成人每天的摄入量为25 ～ 35 g。

13. 矿物质与肿瘤发生是否相关

矿物质是构成人体组织和维持正常生理功能必需的各种元素的总称,是人体必需的七大营养素之一。虽然矿物质在人体内的总量不及体重的5%,也不能提供能量,可是它们在人体组织的生理作用中发挥重要的功能。矿物质在人体内不能自行合成,必须由外界环境供给。矿物质是构成机体组织的重要原料,如钙、磷、镁,是构成骨骼、牙齿的主要原料。矿物质也是维持机体酸碱平衡和正常渗透压的必要条件。人体内有些特殊的生理物质,如血液中的血红蛋白、甲状腺素等,需要铁、碘的参与才能合成。人体内约有50多种矿物质,在这些无机元素中,已发现有20多种元素是构成人体组织、维持生理功能、生化代谢所必需的。除碳(C)、氢(H)、氧(O)、氮(N)主要以有机化合物形式存在外,其余称为无机盐或矿物质。矿物质大致可分为常量元素和微量元素两大类。人体中含有适量的必需微量元素是有益的,而过高或者过低可能对人体造成一定危害。

钙是人体含量最多的无机元素,主要存在于骨骼和牙齿中,组成人体支架。近年来研究发现,缺钙不仅会引起骨质疏松,还会引起结直肠癌、高血压、糖尿病等。目前研究发现,补充钙可降低结直肠癌、乳腺癌的发生,但高钙摄入可能会引起前列腺癌的发病率升高。

镁是人体必需的常量元素,在机体内具有重要的生理功能,对神经系统、心肌、骨骼和牙齿的正常生长非常重要。研究发现,饮水硬度高、含镁高地区的人群胃癌的发病率低,低镁血症将增加肺癌、前列腺癌、乳腺癌的发病风险。

铁也是人体必需的元素,膳食中的铁的良好来源为动物肝脏、血、瘦肉、禽肉及鱼类等。铁元素一般通过正常饮食摄入就够了,可以满足人体生理需要量,不需要刻意补充。研究发现,体内的铁储存过多与肝、结肠、直肠、肺、食管、膀胱等多种器官的肿瘤发生有关。然而,缺铁与胃癌、结直肠癌的发生同样存在关联。

锌在人体主要通过食物摄取,食物含锌量排列顺序依次为:动物性食物＞豆类＞谷类＞水果＞蔬菜,动物性食物比植物性食物的含锌量丰富。研究发现,锌可能降低乳腺癌、肺癌的发病风险,但是尚未有充分证据证明锌与胃癌或前列腺癌存在显著关联。

硒目前被用于制作很多保健品,也是预防克山病的重要元素,海产品和动物内脏是良好的食物来源。研究表明,硒在肝癌、乳腺癌、白血病中均有良好的抑制效果。

铜是人类健康必不可少的微量元素,食物是主要来源,动物内脏、海产品、坚果类食物含铜量高,奶类及乳制品较低。铜是必需元素,但是高浓度的铜暴露可引起神经变性及肝损伤,甚至肿瘤的发生,最多见的是肝癌。

随着环境污染日趋严重,其他几种微量元素也逐渐被发现并被证实与肿瘤的发病有关,如氟、镉、铅、砷、铬、镍,在日常环境及职业污染中的暴露均会引起相关肿瘤的发生与发展。

14. 食品添加剂会致癌吗

提到食品添加剂,老百姓第一反应可能是像苏丹红、瘦肉精这样违法的不安全的有害物质,其实不然。联合国粮食及农业组织(FAO)和世界卫生组织(WHO)联合食品法规委员会对食品添加剂的定义为:食品添加剂是有意识地一般以少量添加于食品中,以改善食品的外观、风味和组织结构或储存性质的非营养物质。根据《中华人民共和国食品卫生法》(1995年)的规定,食品添加剂是为改善食品色、香、味等品质,以及为防腐和加工工艺的需要而加入食品中的人工合成或者天然物质。目前我国食品添加剂有23个类别,2 000多个品种,包括酸度调节剂、抗结剂、消泡剂、抗氧化剂、漂白剂、膨松剂、着色剂、护色剂、酶制剂、增味剂、营养强化剂、防腐剂、甜味剂、增稠剂、香料等。食品添加剂具有以下三个特征:① 为加入食品中的物质,因此它一般不单独作为食品来食用;② 既包括人工合成的物质,也包括天然物质;③ 加入食品中的目的是改善食品的品质和色、香、味,以及为防腐、保鲜和加工工艺的需要。食品添加剂大大促进了食品工业的发展，其主要作用大致如下：防止变质、改善外观、保持营养、方便加工及保存。因此，适当加入食品添加剂是有必要也是有益的。

但是，如果超量使用食品添加剂甚至使用非食用添加剂都是有害人体健康的，甚至会导致肿瘤的发生。有些不法商家会在泡菜中超量使用胭脂红、柠檬黄等着色剂及亚硝酸盐，在面点、月饼中超量使用乳化剂和膨松剂，在油条中超量使用膨松剂，在馒头中违法使用漂白剂硫黄熏蒸。常见的非食用添加剂有吊白块、苏丹红、块黄（碱性橙）、蛋白精（三聚氰胺）、硼酸与硼砂、硫氰酸钠、玫瑰红B（罗丹明B）、美术绿（铅铬绿）、碱性嫩黄、酸性橙、工业用甲醛、工业用火碱、一氧化碳、硫黄钠、工业硫黄、工业染料、罂粟壳等。亚硝酸盐作为肉制品护色剂，可与肉品中的肌红蛋白反应生成玫瑰色亚硝基肌红蛋白，增进肉的色泽，还可增进肉的风味，起到防腐剂的作用，防止肉毒梭菌的生长和延长肉制品的货架期。高剂量的亚硝酸盐还会产生很大毒性，误食了亚硝酸盐会导致亚硝酸盐类食物中毒，亚硝酸钠长期使用甚至会导致食管癌和胃癌。蔗糖聚酯是一种人造脂肪，热量为零，被广泛用于炸薯条和甜品中。长时间食用可能干扰人体对重要营养素——番茄红素和类胡萝卜素的吸收，导致前列腺癌和肠癌等疾病。焦糖色素存在于可乐、咖啡等饮料，以及调味酱、蛋糕中，如果它是直接由糖加热获得，危害并不大。但如果制造过程中添加了氨，就会产生致癌物质。溴酸钾在烘烤过程中可以帮助面包膨胀，也可用于面粉制作中，但研究发现，它会使小白鼠患上前列腺癌和肾癌。2005年7月1日，我国已全面禁止在面粉中使用溴酸钾。

因此，食品添加剂本身并没有明确的致癌性，但是如果过量使用或者不恰当使用可有一定的致癌性，作为消费者，购买食品时要选择正规途径并且擦亮眼睛，防止病从口入。

15. 肿瘤会引起营养不良吗

多数肿瘤患者容易发生营养不良，是死亡的主要原因之一。营养不良是由于蛋白质及热量长期摄入不足引起的营养缺乏症状，主要表现为进行性消瘦、体重减轻或水肿、低蛋白血症、骨骼肌与内脏蛋白质下降、内源脂肪与蛋白质储备减少，严重者影响心脏、肝脏、肾脏等器官功能，感染及其他并发症的发生率高,预后不良。50%的肿瘤患者在诊治时体重下降超过10%,而食管癌、胃癌、胰腺癌和头颈部肿瘤的患者更容易发生肿瘤相关性营养不良。营养不良严重影响患者的生存质量和抗肿瘤治疗的效果,影响患者预后和总体生存期。

肿瘤对局部和全身的影响均可引起食物摄入减少。肿瘤对机体营养状态局部的影响随肿瘤部位而异,咽喉部和食管肿瘤易导致吞咽困难及吞咽疼痛;胃癌和结直肠癌易引起消化吸收不良、梗阻、出血、腹胀、腹痛。肿瘤对全身的影响主要是食欲减退、恶心、呕吐、疼痛、味觉及嗅觉的丧失、恶病质。同时,心理因素加上恐惧、压抑、焦虑不仅影响患者的生活质量和体力状态,同时也会影响食欲和进食。

肿瘤患者的代谢异常也是引起营养不良的关键因素,代谢亢进是最普遍的形式。肿瘤生长需要消耗大量的葡萄糖、脂肪酸、氨基酸等营养以供给肿瘤生长分裂。肿瘤组织消耗葡萄糖的量为正常组织的7倍,然而由于胰岛素抵抗和葡萄糖耐受不良,合成的葡萄糖很少被周围组织利用。脂肪代谢的紊乱导致脂肪储存的消耗,最终导致消瘦,脂肪分解再次促使脂肪酸循环增强,该循环导致能量消失,并导致体重减轻。肿瘤本身对氨基酸存在巨大需求,使得蛋白质消耗增多,易引起肌肉萎缩等负氮平衡状态。

16. 抗肿瘤治疗容易引起营养不良吗

抗肿瘤治疗的同时,不可避免地对机体的营养状态产生影响。不论是外科手术引起的机械性和生理性改变,或者是化疗或放疗引起的细胞水平的改变,治疗的不良反应均可能加重患者的恶病质,使患者发生更严重的营养缺乏。

手术对机体是一个很大的应激反应,患者在术前需要一定的准备时间,术后也需要经历一段时间恢复,可造成机体代谢紊乱及内环境失衡。在手术前后,患者的精神状态易受到影响,且多数患者味觉和嗅觉易短暂缺失,导致营养状态下降。若手术涉及口腔、食管或胃肠道时,将会对患者的食欲产生长久影响,更易发生营养不良。

化疗作为肿瘤综合治疗中不可或缺的一个重要组成部分,已被广泛运用于术前、术后及姑息性治疗手段。近年来,随着抗癌新药的不断涌现及化疗方案的推陈出新,化疗已得到迅猛发展。然而,由于化疗药物本身的毒副作用,尤其是最常见的恶心、呕吐、胃肠功能紊乱等消化道不良反应,会导致患者营养不良。化疗的毒性主要作用于人体增殖快的组织,消化道黏膜就是这样一类具有高度生长功能细胞的部位。最常见的致消化道反应的药物有顺铂、环磷酰胺、多柔比星、异环磷酰胺等。化疗药物对胃肠黏膜的损伤一般由药物直接刺激引起,最早在用药后数小时内即可发生毒性反应,主要表现为恶心、呕吐、黏膜炎、腹泻、便秘。这些不良反应可导致患者食欲减退、味觉异常及营养物质的消化吸收障碍,最终必然引起营养不良。随着化疗疗程的延续,营养不良的发生率亦会逐渐增加;而营养不良的患者又长期处于身体虚弱状态,若再多次接受化疗必然加重机体的营养不良状态,导致机体免疫力进一步下降,使相关并发症增加,严重影响患者的生活质量和预后。

放疗应用于肿瘤治疗时间已久,随着设备和技术的进一步发展,它不仅可缓解临床症状、消灭亚临床症状,而且可使部分肿瘤获得治愈的可能,大大提高患者的生存率。放疗对盆腔肿瘤已有广泛运用,但是高剂量放射线在消灭肿瘤细胞的同时也易损伤周围的正常细胞,导致患者容易出现腹胀、腹痛、肠粘连(严重时出现梗阻)、浅表溃疡(严重时出现肠穿孔)、食欲不佳等不良反应,影响患者进食。放疗的另一个不良反应是慢性放射性肠病,能引起严重的、多发的胃肠道狭窄和肠瘘,导致严重的营养缺乏和营养不良。除此之外,头颈部的放疗可引起厌食、食管炎、口腔干燥、恶心、呕吐、吞咽困难、咽喉炎、味觉改变和牙关紧闭症,影响营养状态。

因此,在手术、化疗、放疗前后及期间,适当的营养支持不仅可以改善营养,促进机体的康复和愈合,加强治疗对肿瘤的杀伤性,减少并发症及不良反应,还可以增加患者的信心,取得一定的抗肿瘤治疗效果。

17. "饥饿疗法"控制营养摄入可以饿死肿瘤吗

很多患者及家属担心,吃多了或者营养丰富后会为肿瘤细胞的生长提供更多的养分,促使肿瘤疯长,有些人甚至有意让患者饥饿,试图饿死肿瘤细胞。那么,到底有没有这样的说法呢?

很多人理解的"饥饿"是指不吃东西,简单地说,就是指肿瘤患者不该吃好的喝好的,因为吃了好的东西等于肿瘤吃到了好的东西,肿瘤就长得更快了,所以有了所谓的"饥饿疗法",通过不吃饭来达到饿死肿瘤的目的,其实这个观点是完全错误的。

真正的"饥饿疗法"是指通过医学方法阻断肿瘤的血供,而不是人体自身减少或切断食物供给。美国科学家发现,肿瘤的生长依赖于给它提供营养的血管,这些血管就是肿瘤的"营养通道"。因此,"饥饿"的含义是切断或阻断肿瘤的血管,相当于给处在萌芽中的肿瘤"断奶",让肿瘤处于饥饿状态,没有了营养,肿瘤必然会退缩,这就是新近出现的血管靶向药物的药理作用。

其实,肿瘤细胞本身是一种无限制生长的恶性细胞,具有超常的汲取养分的能力,肿瘤细胞生长需要大量的营养物质,必然会与正常细胞激烈争夺营养,而这场"战争"中肿瘤细胞必定远远胜过正常细胞。如果患者不注意营养补充,必定死于恶病质,而肿瘤本身会越长越大,并不会因为身体缺乏营养而使肿瘤缩小。

因此,肿瘤的"饥饿"并不是让肿瘤患者少进食或者不进食,而是通过科学的方法阻断肿瘤的血供。实践证实,进行最佳营养支持治疗的患者与不进行支持治疗的患者相比,可明显延长生存期,改善生活质量,增强患者对放疗和化疗的耐受性,增加患者免疫力,帮助肿瘤患者康复。

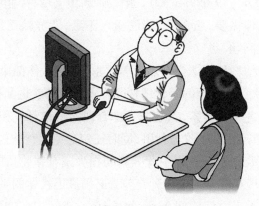

·肿瘤治疗要科学·

18. 什么是合理的膳食结构

膳食是由多种食物组成,膳食中各类食物的数量及其在膳食中所占的比例称为膳食结构。它是膳食质量与营养水平的物质基础,也是衡量一个国家和地区农业水平和国民经济发展程度的重要标志。膳食中动物性、植物性食物所占的比例和能量、蛋白质、脂肪、糖类摄入量有所不同,当今世界各国的膳食结构大体上可以分为3种类型:① 动物性、植物性食物均衡结构型;② 以动物性食物为主的膳食结构型;③ 以植物性食物为主、动物性食物为辅的膳食结构型。第一种动物性、植物性食物均衡结构型是指能量、蛋白质、脂肪、糖类摄入量基本符合营养要求,膳食结构比较合理,以日本人的膳食为代表。第二种以动物性食物为主的膳食结构型是指谷物消费量少,动物性食物消费量大。谷物消费量人均仅为160 ~ 190 g/d;动物性食物、肉类消费量人均约为280 g/d,奶及奶制品为300 ~ 400 g/d或以上,蛋类为40 g/d左右。能量摄入量为3 300 ~ 3 500 kcal (13 813.3 ~ 14 650.5 kJ),蛋白质为100 g左右,脂肪为130 ~ 150 g,属高能量、高脂肪、高蛋白质、低纤维,所谓"三高一低"膳食模式,以欧美发达国家膳食为代表。尽管膳食质量比较好,但热量及营养过剩。第三种以植物性食物为主、动物性食物为辅的膳食结构型是指膳食质量不高,蛋白质、脂肪摄入量都低,以发展中国家的膳食为代表。据FAO统计,20世纪80年代中期这些国家的人均能量摄入量为2 000 ~ 2 300 kcal (8 371.7 ~ 9 627.46 kJ),蛋白质为50 g左右,脂肪为30 ~ 40 g,能量勉强满足机体需要,蛋白质、脂肪摄入不足,营养缺乏病仍然是这些国家的严重的社会问题。

合理的膳食结构是能达到合理营养要求,促进人体健康、预防疾病的膳食,也称为平衡饮食。合理的膳食结构既要求通过膳食调配提供满足人体生理需要的能量和各种营养素,又要求考虑合理的膳食制度和烹调方法,以利于各种营养物质的消化、吸收与利用,同时还应避免膳食结构的比例失调、某些营养素过多以及在烹调过程中营养素的损失或有害物质的形成。合理的膳食结构不仅表现在能量与每一种营养素必须满足机体的生理需要量,还表现在能量和各营养素之间比例合适,如蛋白质、脂肪、糖类的供能比例适宜,分别为10% ~ 15%、20% ~ 30%、55% ~ 65%,矿物质、维生素、能量之间保持平衡。合理的膳食结构不仅能满足人体生理上对合理营养的需要,也是反映人类生活质量的一个重要标志。

合理的膳食结构是保证人体正常生理功能和健康的重要措施,是促进全民健康、预防慢性疾病和提高生活质量的根本途径。

19. 中国人和外国人膳食结构有何不同

针对我国居民存在营养过剩和少数地区尚存在某些营养的不足和膳食质量较差的问题，中国营养学会提出了符合我国国情的膳食模式——《中国居民膳食指南》和膳食宝塔。《中国居民膳食指南》根据一般人群的生理特点和营养需要，结合我国居民膳食结构特点，为一般人群（6岁以上）制定了以下10个条目指南。

(1) 食物多样，以谷类为主，粗细搭配。

(2) 多吃蔬菜、水果和薯类。

(3) 每天吃奶类、大豆或其制品。

(4) 常吃适量的鱼、禽、蛋和瘦肉。

(5) 减少烹调油用量，吃清淡少盐膳食。

(6) 食不过量，天天运动，保持健康体重。

(7) 三餐合理分配，零食要适当。

(8) 每天足量饮水，合理选择饮料。

(9) 如饮酒应限量。

(10) 吃新鲜卫生的食物。

中国居民膳食宝塔共分5层，包含我们每天应吃的主要食物种类。膳食宝塔各层位置和面积不同，这在一定程度上反映出各类食物在膳食中的地位和应占的比重。谷类食物位居底层，每人每天应吃250～400 g；蔬菜和水果居第二层，每人每天应吃300～500 g和200～400 g；鱼、禽、肉、蛋等动物性食物位于第三层，每人每天应吃125～225 g（鱼虾类50～100 g、畜禽肉类50～75 g、蛋类25～50 g）；奶类和豆类食物居第四层，每人每天应吃适量奶类和豆制品；第五层是烹饪油和食盐，每人每天烹饪油不超过30 g，食盐不超过6 g。

由于西方世界工业革命较早，西方人的饮食结构改变要比东方早。随着社会生产力迅速提高，粮食生产在人类历史上出现大量富余，加之畜牧业、养殖技术的发展，人类消费的蛋白质、脂肪以及能量物质大幅度增加。当前发达国家以肉类物质为主要能量来源，其特点是含能量过多，富含油脂，蛋白质主要来源于动物蛋白质，膳食纤维吃得很少，容易导致肥胖。进而营养摄入过多，营养过剩不仅加重了消化器官的负担，引起胃的疾病，同时这也是肥胖病、心血管病与糖尿病的根源,同样不利于身体健康。西方国家目前也认识到了这一问题,因此普遍推荐中国的膳食结构。值得一提的是,在"吃什么?怎样吃?"的问题上,中国与西方国家由于各方面的不同,得出的结果也不相同,中国人在饮食上更注重口味上的要求,而西方国家更注重营养的搭配。

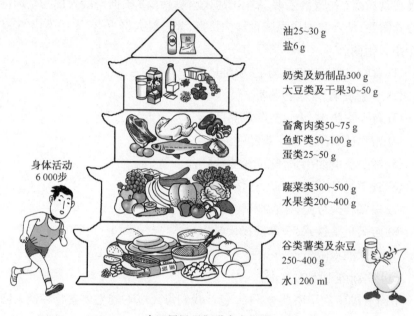

身体活动
6 000步

油25~30 g
盐6 g

奶类及奶制品300 g
大豆类及干果30~50 g

畜禽肉类50~75 g
鱼虾类50~100 g
蛋类25~50 g

蔬菜类300~500 g
水果类200~400 g

谷类薯类及杂豆
250~400 g

水1 200 ml

·中国居民平衡膳食宝塔图·

20. 不同的膳食结构与肿瘤有关系吗

当今世界各国的膳食结构大体上可以分为3种类型:① 动物性、植物性食物均衡结构型;② 以动物性食物为主的膳食结构型;③ 以植物性食物为主、动物性食物为辅的膳食结构型。流行病学研究表明,在不到20年的时间里,我国癌症发病率上升了69%,死亡率增长了29%,这与我国膳食结构的变化(以植物性食物为主、动物性食物为辅的膳食结构向以动物性食物为主的膳食结构的变化)有密切关系。研究表明,过多食用猪肉、牛肉、羊肉能使结肠癌与肾癌的危险性升高;过多摄入动物性脂肪和蛋白质,可导致子宫内膜癌和卵巢癌;腌、熏、晒、炸等加工食品与口腔、食管、胃、胰腺等消化道癌以及鼻腔癌、喉癌的发生有密切关系。

膳食结构中存在促进肿瘤的相关风险因素：① 热能，摄入过多，易发生肥胖，肥胖者易患结直肠癌、乳腺癌等；② 元素不平衡，脂肪摄入过多会促发乳腺癌、结直肠癌、胰腺癌等，糖类及食盐过量易得胃癌；③ 进食习惯，进食速度过快、食物温度过高易导致食管癌；④ 烹调方式，煎炸、熏烤等烹调方式会促进多环芳烃、N-亚硝基化合物及杂环胺类化合物等多种致癌物质的生成；⑤ 储存不当，蔬菜、鲜肉腌制保存或长时间储存均会产生大量亚氨酸盐，导致消化系统癌症。玉米、花生等在潮湿环境中储存易被黄曲霉菌污染，导致肝癌发生。

世界癌症研究基金会 (WCRF) 多年致力于癌症的基础、临床及癌症预防等方面研究，总结了全世界在癌症领域的研究结果，提出了具有广泛科学依据的在膳食和生活方式等方面预防癌症的14条建议。

(1) 合理安排饮食：在每天的饮食中，植物性食物，如蔬菜、水果、谷类和豆类，应占2/3以上。

(2) 控制体重，避免过轻或过重：体质指数 (BMI) 在20～23 kg/m^2。

(3) 坚持体育锻炼：如果工作时很少活动或仅有轻度活动，每天应有约1小时的快走或类似的运动量。每星期至少还要进行1小时出汗的剧烈运动。

(4) 多吃蔬菜、水果：每天吃400～800 g水果和蔬菜，绿叶蔬菜、胡萝卜、土豆和柑橘类水果防癌作用最强，每天吃5种以上水果和蔬菜，且常年坚持，才有持续防癌作用。

(5) 每天吃600～800 g各种谷物、豆类、植物类根茎，加工越少的食物越好，少吃精制糖。

(6) 不提倡饮酒：若饮酒应控制在适当的限量以下，建议成年男性一天饮用酒精量不超过25 g，成年女性一天饮用酒精量不超过15 g，孕妇、儿童及青少年忌酒。

(7) 每天吃红肉 (指牛肉、羊肉、猪肉及其制品) 不应超过90 g，最好选择鱼、禽类或非家养动物的肉类。

(8) 少吃高脂肪食物，特别是动物性脂肪较多的食物，植物油也应适量，且应选择含单不饱和脂肪并且氢化程度较低的植物油。

(9) 限制食盐：成人每天摄入的食盐不应超过6 g，其中包括盐腌的各种食品。

(10) 尽力减少霉菌对食品的污染，应避免食用受霉菌毒素污染或在室温下长期储藏的食物。

(11) 食品保藏：易腐败的食品在购买和在家中存放时都应选择冷藏或其他适当方法保藏。

(12) 对食品的添加剂和残留物以及各种化学污染物应制订并监测其安全用量，应制订严格的管理和监测办法。

(13) 不要食用烧焦的食物、直接在火上烧烤的肉和鱼，熏肉只能偶尔食用。

对于饮食基本遵循以上建议的人来说，一般不必食用营养补充剂、营养补充剂对减少癌症的危险可能没什么帮助。

21. 肿瘤患者和正常人的膳食结构一样吗

肿瘤患者的手术、放疗和化疗都会破坏部分正常的组织和细胞，降低机体的免疫功能和抗肿瘤能力。手术治疗的并发症多，恢复时间长，需要合理的膳食结构帮助机体恢复健康平衡状态。化疗和放疗后常常造成消化道反应重，合理的饮食治疗可减轻化疗的消化道反应，并且帮助提高机体的免疫力。

肿瘤患者接受合理的膳食可提供所有的营养素，并不发生缺乏或过量的情况。它不仅需要考虑食物中所有营养素的配比，还需兼顾合理的加工方法及烹饪方式。合理的膳食结构就是按照患者的需要，根据食物中各种营养物质的含量，使人体摄入的蛋白质、脂肪、糖类、维生素和矿物质等几大营养素达到平衡状态。主要表现如下。

(1) 膳食中三种宏量营养素需要保持一定的比例平衡：膳食中蛋白质、脂肪和糖类除了各具特殊的生理功能外，其共同特点是提供人体所必需的能量，因此把它们称为"产能营养素"。在膳食中，这3种产能营养素必须保持合适的比例才能保证膳食平衡。若按照各自提供的能量占总能量的百分比计算，蛋白质占10%～15%，脂肪占20%～30%，糖类占55%～65%。

(2) 膳食中优质蛋白质与一般蛋白质保持一定的比例：应注意将动物性蛋白质、一般性植物蛋白和大豆蛋白进行适当搭配，并保证优质蛋白质占蛋白质总供能量1/3以上，这样才能使膳食中的氨基酸符合人体需要的模式。

(3) 饱和脂肪酸、单不饱和脂肪酸和多不饱和脂肪酸之间的平衡：一般认为，在脂肪提供的能量占总能量的30%以内，饱和脂肪酸提供的能量占总能量的7%左右，单不饱和脂肪酸提供的能量占总能量的10%以内，剩余的能量均由多不饱和脂肪酸提供为宜。

22. 什么是标准体重

体重是反映和衡量一个人健康状况的重要标志。过胖和过瘦都不利于健康，也不会给人以美感。不同体型的大量统计学资料表明，反映正常体重较理想和简单的指标可用身高体重的关系来表示。

体质指数 (body mass index，BMI)，是用体重 (kg) 数除以身高 (m) 数的平方得出的数字，是国际上常用的衡量人体胖瘦程度以及是否健康的一个标准。当我们需要比较及分析一个人的体重对于不同高度的人所带来的健康影响时，BMI值是一个中立而可靠的指标。根据BMI值，可以初步判断是否存在肥胖以及肥胖程度。WHO认为，对于18～65岁的人来说 (孕妇、哺乳期妇女、老人及身形健硕的运动员除外)，可以按下表的标准判断一个人是否肥胖。

BMI 判断标准表

BMI (kg/m^2)	WHO标准	亚洲标准	中国参考标准	相关疾病发病的危险
体重过低	< 18.5	< 18.5	< 18.5	低 (但其他疾病危险性增加)
正常范围	18.5～24.9	18.5～22.9	18.5～23.9	平均水平
超重	≥25	≥23	≥24	增加
肥胖前期	25.0～29.9	23～24.9	24～26.9	增加
Ⅰ度肥胖	30.0～34.9	25～29.9	27～29.9	中度增加
Ⅱ度肥胖	35.0～39.9	≥30	≥30	严重增加
Ⅲ度肥胖	≥40.0	≥40.0	≥40.0	非常严重增加

由于BMI没有把一个人的脂肪比例计算在内，所以一个BMI指数偏高的人，实际上可能并非肥胖，例如，一个经常健身的人，其肌肉比例大，虽体重值偏高，BMI指数会超过30 kg/m^2，但如果他身体的脂肪比例很低，那就不需要减重。此外，用BMI判断老年人的肥胖程度时，准确率可能会降低，主要是因

为老年人肌肉流失、骨密度降低。因此，通常会出现BMI在正常范围内但体重仍超标的现象。

身体成分可概括性地分为脂肪和非脂肪两大部分，体重就是由脂肪重量和非脂肪重量组成的。非脂肪重量又称瘦体重，是指内脏、骨骼、肌肉等器官组织的重量。除了肌肉组织，其他组织器官的重量一般不会发生很大变化，所以瘦体重的变化可以反映肌肉重量的变化。脂肪重量又称体脂重，变动性较大，当体脂重超过一定比例时就可以判定为超重或肥胖。脂肪率是指身体成分中，脂肪组织所占的比率。从医学角度看，脂肪率是判断是否肥胖的最科学的依据。测量脂肪率比单纯的体重数据更能反映身体的脂肪水平。脂肪率通常需要通过专门的设备测量，目前比较常用的是带有脂肪率测量功能的体重秤。从测量技术来看，主要采用生物电阻测量法，其原理是人体肌肉、血液、骨骼等组织含有较多水分，容易导电，而人体脂肪几乎没有导电性能，将一个50 kHz和小于500 μA的微弱电流通过人体进而测量人体电阻，将测试结果代入含有身高、体重、性别、年龄的方程，从而计算出人体的脂肪率。

结合世界卫生组织 (WHO) 和日本肥胖学会的肥胖标准，以下两表分别为女性与男性的脂肪率判断标准。

女性脂肪率的判断标准表

年　龄	偏　瘦	标　准	超　重	肥　胖
18～39岁	5%～20%	21%～34%	35%～39%	40%～45%
40～59岁	5%～21%	22%～35%	36%～40%	41%～45%
60岁及以上	5%～22%	23%～36%	37%～41%	42%～45%

男性脂肪率的判断标准表

年　龄	偏　瘦	标　准	超　重	肥　胖
18～39岁	5%～10%	11%～21%	22%～26%	27%～45%
40～59岁	5%～11%	12%～22%	23%～27%	28%～45%
60岁及以上	5%～13%	14%～24%	25%～29%	30%～45%

腰围是指围绕腰部一周的长度，是反映脂肪总量和脂肪分布的综合指标。WHO推荐的测量方法是：被测者站立，双脚分开25～30 cm，体重均匀分配，用一根带有刻度的皮尺，在水平位髂前上棘和第12肋下缘连线的中点（脐的水平线上）环绕腹部一周，皮尺紧贴皮肤，但不能挤压，所得数值为腰围，可精确到0.1 cm。目前腰围是公认的衡量脂肪在腹部蓄积程度最简单、实用的指标。脂肪在身体内的分布，尤其是腹部脂肪堆积的程度，与很多肥胖带来的疾病息息相关。BMI并不太高的人，其腹部脂肪过度增加（腰围大于临界值）可能是独立的危险性预测因素。所以，同时使用腰围和BMI可以更好地估计人体的肥胖程度。中国肥胖问题工作组根据对我国人群的大规模测量数据分析得出，如果男性腰围≥85 cm，女性腰围≥80 cm，那么可以判断其已经处于超重或肥胖的水平，患高血压的危险约为腰围低于此界限者的3.5倍。

腰臀比是指腰围和臀围的比值。臀围反映髋部骨骼和肌肉的发育情况。测量臀围时，被测者两腿并拢直立，两臂自然下垂，皮尺水平放在前面的耻骨联合和背后臀大肌最凸处，环绕一圈即得臀围值。由于脂肪无论堆积在腰腹或内脏，都是难以直接测量的，所以腰臀比和腰围一样就成了间接反映这类肥胖的最好指标。腰臀比值越大，腰腹或内脏就有可能堆积更多的脂肪。因此，腰臀比可预测心血管疾病、糖尿病和乳腺癌的发生危险。美国运动医学会（ACSM）在1997年提出，男性WHR＞0.95或者女性WHR＞0.86，都会加大某些疾病的风险，而和我们地缘更近的澳大利亚健康部提出，男性WHR＞1或女性WHR＞0.85为高腰臀围比。目前，我国男性WHR≥0.95、女性WHR≥0.8即为异常。

23. 肥胖与肿瘤的关系有多密切

随着经济的高速发展，肥胖已成为全球性的问题。1999年世界卫生组织（WHO）正式宣布肥胖为一种由多种因素引起的慢性代谢性疾病。中国目前超重者已达3.25亿人，肥胖与糖尿病、高脂血症、高血压及心脑血管疾病的发生密切相关。同时，越来越多的研究表明，肥胖和肿瘤关系密切，目前已发现结直肠癌、食管癌、绝经后乳腺癌、子宫内膜癌、肾癌与体内脂肪堆积有关；胆囊癌、绝经前的乳腺癌与肥胖之间有关联的可能性很大；肺癌、肝癌与肥胖可能相关。

肥胖是由于脂肪组织的增多引起,很明显,肥胖成为一些肿瘤发生和发展的危险因素,不仅通过生物机制途径,而且很可能主要通过储存在脂肪组织中的多种环境致癌物起作用。脂肪组织还可以被假设成一个储存脂类的容器,脂溶性环境致癌物作为诱变剂和启动子储存在脂肪组织中,以适当的浓度释放到外周血中,最终在外周组织引发肿瘤。很多有关肥胖和肿瘤关系的机制目前仍为假设甚至存在争议,因此肥胖在肿瘤发生中的作用机制仍在推测阶段,还存在很多悬而未决的问题,需要更多的研究。

要想减少肥胖相关肿瘤的发病率,就要加强肥胖的治疗和预防措施,主要通过改变肥胖患者的饮食和运动习惯,尤其需警惕腹型肥胖。

学龄前期、学龄期和青春期的儿童肥胖常延续到成人期,引起成人肥胖。因此,对于超重或肥胖的儿童和成人,均应遵循合理饮食,坚持运动的健康生活方式,全民减肥。

24. 消瘦与肿瘤相关吗

31%～87%的恶性肿瘤患者存在营养不良(营养不足),约15%的患者在确诊时6个月内体重下降超过10%,尤以消化系统或头颈部肿瘤最为常见。营养不良常导致术后并发症发生率和死亡率上升,放化疗不良反应的发生率升高,住院时间延长,短期内再入院率提高,抑郁症的发生率升高、生活质量下降,甚至生存期缩短。恶性肿瘤营养支持的目的是通过纠正或改善患者的营养状况和免疫功能,逆转上述过程,改善生活质量和延长生存期。

肿瘤患者营养不良的原因复杂多样,可能是在食物摄入、消化、吸收、消耗、丢失、代谢紊乱等一个或多个环节出现问题。因此,额外补充口服营养剂,并不一定能纠正所有肿瘤患者的营养不良。口服营养补充剂主要适用于摄入食物量不足、食物种类单一、消化吸收功能不全或因疾病或治疗等原因对某些营养素有额外需求的患者。医生应该常规动态评估每一位肿瘤患者的营养状况及营养不良的发生风险,根据患者的个体情况决定是否需要口服营养补充剂及其营养补充剂的种类。正常人无论胖瘦,体重都会在一定范围内保持相对稳定。若劳动量、运动量过大或暂时性的工作负担过重,使机体的分解代谢大于合成代谢,则会出现生理性消瘦。这种消瘦,经休息调整,机体很快就会恢复至原来的水平。但是,如果在短期内出现不明原因的消瘦,且伴有食欲不振、乏力、倦怠等症状,经休息亦不恢复,则可能是病理性消瘦,是罹患某些疾病的先兆。

消瘦会引起一些营养方面的吸收障碍,造成人体能量及营养素的缺乏,长期如此会引起营养不良、内分泌失调、新陈代谢紊乱、机体免疫力下降。如果机体本身处于如此失平衡状态,恰巧发生肿瘤危险因素的侵袭,将增加肿瘤的发生率。

25. 肿瘤患者需要保持标准体重吗

营养不良在肿瘤患者中普遍存在,肿瘤疾病本身及抗肿瘤治疗,都可能在不同阶段、不同程度上影响患者的营养状况。适当的营养物摄入,不仅可保障患者的营养状况,维护患者的免疫能力,提高生活质量,而且能提高肿瘤患者对创伤性毒性抗肿瘤治疗的耐受性,减少或避免感染等不良反应的发生,促进抗癌治疗后的机体康复。良好的营养状况是维持肿瘤患者生活质量及抗肿瘤治疗顺利实施的基础。因此,肿瘤科医生通常会嘱咐患者适当地补充膳食营养,让患者可有充分的体力准备下一次治疗。那么肿瘤患者营养补充应该把握什么样的度?一方面,可以过度肥胖吗?另一方面,刻意减肥是不是可以饿死肿瘤细胞呢?

美国癌症协会在曾在2014年发布指南说,对于癌症幸存者来说,保持健康苗条的身材是尤其重要的,因为肥胖会提高癌症复发的风险。这一新指南发表于该协会出版的《临床医师癌症杂志》上。另有相关研究指出,肥胖增加的可能并不是该肿瘤本身的复发风险,而是指其他与肥胖相关的癌症发生风险。为了评估肥胖是否增加结肠癌幸存者继发另一癌症的风险,来自美国国家癌症研究所的Todd Gibson博士和同事观察了11 598名结肠癌幸存者,他们初诊时的平均年龄为69岁,且在初诊前已用BMI平均数进行了体重评估。总体上,有44%的结肠癌患者达到超重的诊断标准（BMI在$25 \sim 29 \text{ kg/m}^2$）,另有25%的患者可诊断为肥胖（BMI $\geqslant 30 \text{ kg/m}^2$）。与那些诊断为结肠癌时体重正常的患者相比,超重和肥胖的患者之后继发另一种肥胖相关癌症的风险增加。重度肥胖会使肾癌、胰腺癌、食管癌和子宫内膜癌,以及女性结肠癌患者继发绝经后乳腺癌的风险增加。因此,该研究结果进一步强调了目前指南所推荐的癌症幸存者需要控制健康体重的重要性。

前面已经提到过了,营养不良或者刻意减肥"饥饿疗法"是不会饿死肿瘤细胞的,而且对自身是有百害无一益的。

对于肿瘤患者而言,即使不给予营养支持,肿瘤的发展趋势是不会改变的,肿瘤细胞从始至终一直在抢夺正常细胞的养分,饥饿只会让患者机体的骨骼肌和脂肪消耗得更快,免疫力受损,加速疾病恶化。

因此,所谓的"饥饿疗法"并不可取,应该在早期就给予营养补充,增强机体免疫力,为治疗打下结实的基础。

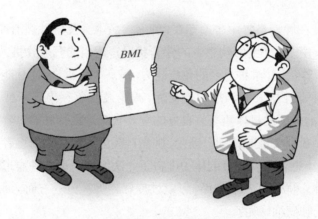

·保持标准体重非常重要·

26. 常见的抑制肿瘤的食物有哪些

(1) 茶:古往今来,茶一直是备受欢迎的饮品,我国的茶文化历史悠久,目前人们已把焦点聚向了饮茶是否有益健康的研究之上。多种荷瘤动物模型及体外实验证实,茶中的茶多酚具有一定的抗肿瘤及调节机体免疫力作用,尤其可以降低肺癌、乳腺癌、结直肠肿瘤的发生风险。因此,鉴于茶良好的口味及抗肿瘤效应,我们在生活中可以适度饮茶。

(2) 咖啡:咖啡是广受欢迎的饮品,尽管它有导致孕期自然流产和死胎的可能,但其显著的抗氧化作用提示其可能会有抗肿瘤作用。确实,大量实验室及动物研究表明咖啡具有抗癌作用,大量的流行病学证据支持饮用咖啡可降低肝癌、肾癌的发生率,可轻度减轻乳腺癌、结直肠癌的发生风险。

(3) 巧克力:巧克力味道香浓可口,制作的主要原料是可可豆。可可豆及巧克力可以维持大脑活力,增强记忆力,延缓衰老,补充能量等。目前许多研究表明,可可豆中含的黄烷-3-醇及花青素具有抗肿瘤作用,与肺癌、乳腺癌、结直肠癌、胰腺癌和上消化道癌症呈负相关。因此,巧克力具有预防某些肿瘤的功效,一般人均可食用。除了8岁以下儿童及反酸患者、糖尿病患者忌食巧克力外,一般人群均可把巧克力作为补充营养、预防肿瘤的食品。

(4) 新鲜蔬菜与水果:世界癌症研究基金会于1997年出版的《膳食、营养与癌症预防》中提及,有充分的证据证明增加蔬菜与水果的摄入量能预防口腔癌、咽癌、食管癌、肺癌、胃癌和结直肠癌的发生。同时,也有研究提示乳腺癌和前列腺癌的发病风险亦随新鲜水果的摄入增加而下降。这可能与其含有丰富的维生素、膳食纤维及抑癌的植物化合物有关。

(5) 豆制品:我国是世界上第一个制造出豆浆的国家,也是第一个用凝固豆汁的方法制造出豆腐等一系列豆制品的国家。豆制品营养丰富,富含丰富的蛋白质、植物固醇以及人体必需的氨基酸、维生素、纤维素、矿物质等。常吃豆制品可以保护肝脏,促进机体代谢,增加免疫力并且有解毒作用。大豆中的大豆皂苷、大豆异黄酮、大豆多肽均被证实有一定的抗肿瘤作用;而且大豆中的大豆低聚糖易被肠道内的双歧杆菌所摄取,进而促进菌群生长,刺激肠道蠕动,促进粪便及毒素排出,可以抑制结肠癌、肝癌、乳腺癌、肺癌、前列腺癌等癌细胞生长,因此可作为一种物美价廉的抗癌食品。

(6) 全谷类食物:谷类食物是人类日常膳食的主要功能来源,全谷类食物一般是未经精细加工,或是加工后其主要结构组成 (胚乳、胚芽和麸皮) 上仍保留着与其未加工时基本一致的比例。但是目前大多数食用的谷类都是经过精细加工的,容易使谷类丢失大量的膳食纤维、木酚素、B族维生素和矿物质等营养成分,并且具有较高的能量密度和血糖生成指数,潜在地威胁人类的健康。目前已有研究提示,谷类 (尤其是未加工的谷类) 可以降低肿瘤的发病率。全谷类食物因其富含丰富的膳食纤维、维生素 (尤其是B族维生素和维生素E)、不饱和脂肪酸、植物甾醇和微量矿物质等营养成分,赋予其抗氧化、抗自由基及其他生物活性,在众多研究中提示其可能有助于预防上呼吸道、消化道肿瘤和结直肠癌的发生。

(7) 姜:姜是一种常见的调味品,中医认为其可"解表散寒、温中止呕、化痰止咳"。目前研究证实其富含的姜黄素、姜辣醇、姜烯酚均具有抗肿瘤作用,尤其是对乳腺癌、卵巢癌、胰腺癌的肿瘤细胞具有一定的抑制作用。

(8) 蒜:蒜也是一种常见的调味品,被认为具有增强免疫力、预防心血管疾病、抗菌消炎、防癌、抗癌作用。研究表明,蒜中富含的大蒜素、有机硫化合物均有一定抑癌作用,尤其在胃癌、结肠癌、肝癌、肺癌、前列腺癌、乳腺癌、白血病预防中具有一定效果。

27. 常见的肿瘤发生的危险因素有哪些

(1) 酒:古今中外,饮酒有悠久的历史,甚至将饮酒衍生为一门学问,即"酒文化"。适量饮酒可以强心提神、助气健胃、消除疲劳、促进睡眠,尤其在减少或缓解心血管疾病方面有一定作用,但过量和长期酗酒会影响胃肠功能,损伤肝脏及心脏,破坏机体免疫功能,妨碍营养吸收,甚至还会导致肿瘤发生。国内外诸多文献报道,长期酗酒是肿瘤发生的重要危险因素之一,它与上消化道肿瘤(口咽癌、喉癌、食管癌、胃癌、结直肠癌、肝癌)发生有密切关系,除此之外还与乳腺癌、肺癌、肾癌、前列腺癌、膀胱癌、卵巢癌的发生有关系。2007年《中国居民膳食指南》中所建议的成年男性一天饮用的酒精量不超过25 g,成年女性一天饮用酒的酒精量不超过15 g。

(2) 吸烟:是一世界性难题,如果全球烟草得不到有效控制,烟民数量还将继续增加。研究发现,吸烟者吐出的烟雾中有55种致癌物,这些致癌物及代谢物除了产生局部刺激外,还将经肺吸收后经血液运送至全身,诱发各种肿瘤发生。大量的流行病学资料证实,吸烟是肺癌的重要危险因素,开始吸烟的年龄越小,吸烟持续时间越长,肺癌发生的危险度越高;同时,被动吸烟人群肺腺癌的罹患率也较正常人高24%。除此之外,吸烟与口腔癌、唇癌、食管癌、胃癌、结直肠癌、乳腺癌、宫颈癌、膀胱癌均有一定关系。

(3) 畜肉和加工类肉制品:畜肉包括猪、牛、马、羊、狗、兔、驴等(四条腿)的肌肉、内脏及其制品,因其颜色较深,故称为红肉。目前研究认为,畜肉和加工类肉制品摄入增加结直肠癌的风险是肯定的,同时有可能会增加乳腺癌、胃癌、食管癌、卵巢癌等其他肿瘤的发病风险。这可能与肉类在胃肠道细菌的分解下产生N-亚硝基化合物有关,也可能与肉类在烹调时产生致癌物质(杂环胺、多环芳烃)有关。

28. 健康的烹饪方式有哪些

烹饪是一门大学问,如何加工食物使之成为色、香、味、形、质俱全的、安全无害的、利于吸收、益人健康的饭菜一直是人类不断追求的目标。传统的烹饪方式有煮、炖、煨、蒸、炒、煎、焖、烤、炸等,人们也在尝试不同的烹饪方式带来的味觉上的享受。那么,到底哪种烹调方式最健康?

营养学家发现,在高湿度情况下进行短时间低温烹调(100℃以下),比如说蒸或煮,可以将人体内与饮食相关的最终糖化蛋白含量降低33%～40%。不仅如此,温度在100℃以下的低温烹调方式,还能最大限度地保留营养素,有益健康。研究人员发现,像大麦、粗粮粉等用蒸的方式,营养成分可以保存95%以上,但如果用油炸,维生素B_2和叶酸会损失50%以上,维生素B_1几乎无法保存。鸡蛋用低温烹调,不仅营养保存多,就连消化率也较高。蒸是以蒸汽为传热介质加热,热含量高,可缩短烹调时间,且不直接接触水,不会造成水溶性维生素的流失,因此比水煮更易保留营养素,也可以保留食物的鲜、甜、原味。炖的温度通常在98～100℃,也可以在一定程度地避免食物的营养物质流失。

然而,也有不健康的烹调方式,如煎、炸、烤、爆炒,虽然在口感方面能丰富人类的味觉体验,但有损害健康的风险。一般煎、炸、烤等烹调方式都会达到180～300℃,高温不仅破坏营养素,还可能让食物中的蛋白质、脂肪和糖

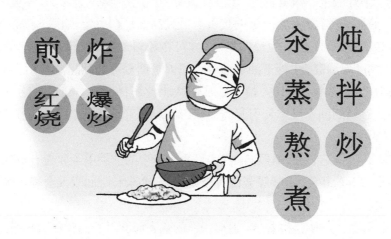

·烹饪方式要健康·

类发生异变,产生有害人体的物质。如蛋白质类食物容易产生致癌的杂环胺类物质,脂肪类则易产生苯并芘类致癌物,糖类会因此产生较多的丙烯酰胺类物质,这些有害物质容易导致肿瘤的发生,最常见的就是引起结直肠癌、食管癌、肺癌、肝癌的发病。

随着人们生活水平的提高,对味觉的追求依然较为广泛,但如何做出既美味又健康的食物,需要从健康的烹饪方式下手。为了健康,多选择蒸、煮的烹饪方式,少选择煎炸烤的烹饪方式。

29. 生活中常见的容易致癌的烹饪误区有哪些

油炸、爆炒等家庭常用的烹饪方法,虽能做出可口的菜肴,但在肿瘤医生眼里,这类烹饪方法可能制造更多的"致癌物"。特别是肺癌、食管癌以及肠癌,都与不健康的烹饪方法有关。那么在家庭烹饪中,我们需要避免的容易致癌的烹饪误区有哪些呢?

(1) 炝锅:有人提出炝锅所散发的股股香味,令人垂涎三尺,可蒸腾起来的油烟对身体的危害却不亚于雾霾天气。烹调烟雾是食用油和食品在高温下的热裂解所产生的挥发性物质,含有许多有害甚至致癌的物质,其主要成分是丙烯醛,具有强烈的辛辣味,对鼻、眼、咽喉黏膜有强烈的刺激性,对烹饪者及食用者都有潜在的致癌风险。

(2) 煎炸的菜品味道较香,但多以肉类为主,如炸鸡、炸丸子、炸鱼、煎牛排等。煎炸这类食物时,肉类的蛋白质经过高温可产生致癌物,增加消化道肿瘤的发生风险。想减少致癌物产生,可在原料外裹一层厚度适中的面糊(可用淀粉、蛋清混合) 再下油锅煎炸。原因是面糊可起到隔离作用,不让肉类直接在高温的油里加热,最大限度地减少致癌物产生。建议少吃油炸食品,摄入过量的油不仅容易引起高血脂、脂肪肝,也会因肥胖增加结直肠癌、乳腺癌的风险。

(3) 缺少排烟装置,通风条件差:炒菜时产生的油烟中主要含有致癌物丙烯醛,也含有苯并芘,对呼吸系统有极大危害,如果长时间吸入会增加肺癌的风险。

(4) 炒菜后不刷锅接着炒:看似干净的锅表面会附着油脂和食物残渣,当再次高温加热时,可能产生苯并芘等致癌物。而且不刷锅接着炒菜,原本在锅里残余的菜很容易烧焦,这也存在一定的致癌隐患。

(5) 多次重复利用食用油:食物油最好只用一次,在控制好油温的情况下,最多3次。使用多次用过的油,里面会有残留苯并芘、醛类、杂环化合物等有害物质,易致癌。

(6) 熏烤食品:包括烤鸡、烤鸭、熏鱼、火腿、腊肠等。炭火熏烤食品时,由于熏烟中含有大量的多环芳烃,在高温下可能随烟雾侵入食品中。而且熏烤的鱼或肉本身含有糖和脂肪,食物经高温炭化时,脂肪受高温、高热导致裂解产生一些自由基,这些自由基经过热聚合生成苯并芘;同时,食物上的油脂加热后滴于火上发生焦化产生热聚合反应,极易形成苯并芘并附着于食物表面,为一级致癌物。因此,喜欢吃熏烤食物的人,建议每月最多吃一次烧烤食物,选择炉烤、电烤,而且每次食用量不要超过50 g,少吃肥肉,烤焦的一定不能吃,因为烧焦部分是致癌物含量最多的。

(7) 少吃腌制、发酵食品:蔬菜高盐腌制后会产生大量的亚硝酸盐,亚硝酸盐是亚硝胺类化合物的前体物质,亚硝胺是公认的强致癌物,长期食用会摧毁胃肠道的正常功能,严重损伤胃黏膜,导致胃炎、胃溃疡等疾病,增加患胃癌的概率。此外,酱类腌制食品的制作过程也容易被细菌污染,很可能使幽门螺旋杆菌乘虚而入,增加癌变机会。尤其是有胃炎的人,如过多食用大酱会加重胃部损害。而一些发酵类的食物,如虾油、鱼露、虾酱、豆瓣酱等,制作工艺也都是先用高盐腌制,再进行发酵,这个过程同样会产生大量的亚硝胺等致癌物。而如果制作过程中温度、湿度、菌类没有控制好,还可能导致食物发酵过程中有毒菌群占优势,使食物无形中发生变质腐败,增加胃癌及食管癌的发病机会。

30. 微波炉烹饪会导致肿瘤吗

微波炉的诞生,为不少人带来方便。如上班族自备的午餐饭盒,只要放在微波炉里加热,不久便变得"香喷喷"。由于微波的电磁波属于辐射线的一种,不少人担心这些食物受辐射影响,人吃了会增加患癌机会,对此敬而远之。究竟事实是否如此呢?

首先,微波炉是如何将食物煮熟呢?顾名思义,微波炉是通过微波将食物加热。微波炉能发出2 450 MHz的超短速电磁波,令食物内的水分子产生共鸣震动,将食物加热。用微波炉的好处在于它能快速将食物解冻或加热煮熟,既省时又方便,同时能保留食物内的营养。射线可有热能、电波、X线、红外线、核放射线等多种,而微波属热能射线,将热能传送到食物身上,令食物产生加温反应,食物本质不会受到任何影响。虽然微波能令人体受到伤害,造成灼伤,但用微波炉加热并不会令食物含有致癌物质。而且,微波炉烹饪的食物中根本不会有微波残留在食物里面。因为微波是一种超高频无线电波,一旦加热结束,就如同电视台停止播送电视节目时我们收不到电视信号一样,磁控管便停止发射微波,食物中就不会有微波存在了。所以,不用担心吃微波烹饪的食物会对人体有害,更加不会因微波加热食物而产生致癌物质。

31. 健康的锅具有哪些

我们日常生活中使用的锅具主要有铁锅、不锈钢锅、不粘锅、铝锅、铜锅、砂锅等,一日三餐,我们会选择不同的锅具。每一种锅具本身对人体并没有什么危害,但需恰当、合理选择并且使用,否则很可能存在安全隐患。

(1) 铁锅:被认为是最传统、最安全的厨具,一般不含其他化学物质,不会氧化。在炒菜、煮食过程中,铁锅很少有溶出物。而即使铁物质溶出对人体也是有好处的。WHO专家甚至认为,用铁锅烹饪是最直接的补铁方法。不过也有人提出,普通铁锅容易生锈,人体吸收过多氧化铁,即锈迹,就会对肝脏有伤害。营养学家认为,用铁锅烹调,对特别需要补充铁的孩子、少男少女和月经期女性是有好处的。但是没有缺铁危险的老年人,以及患血色素沉着症的人,最好不用铁锅烹饪。

在使用铁锅时需注意:每次铁锅炒完菜必须将其洗净并擦干,以免生锈;尽量不要用铁锅煮汤;不能用铁锅盛菜过夜,不然铁锅在酸性条件下可溶出铁,破坏维生素C;刷锅时尽量少用洗涤剂;有轻微的锈迹时,可用醋来清洗;严重生锈、掉黑渣、起黑皮的铁锅不可再用;铁锅不宜熬药,不煮绿豆。

(2) 不锈钢锅:购买时需选择合格产品,不合格的不锈钢锅一般为铬超标,是国际公认的致癌金属物之一。使用时,不锈钢食具容器不应长时间盛放盐、酱油、菜汤等,不要长期接触酸、碱类物质,不然会起化学反应。除此之外,不能煎熬中药。同时,尽量少用洗涤剂,以免产生腐蚀。

(3) 铝锅：有检测表明，用铝锅煎制食物时，所用油在煎炸前每克油中有 6 μg 左右的铝，煎炸后则增加到每克 10 ～ 20 μg；蒸饭时饭中的铝也会增加 1 倍左右。因此，铝锅不宜高温及用金属铲炒菜。用铝锅高温煎炒菜，或使用金属铲，与铝锅碰撞、摩擦，可能使铝成分在一定程度上释放出来，危害人体。另外还要注意，不要用铝锅盛装腌制食品。腌制食品属于强酸或强碱的菜肴，容易与铝产生化学反应，生成对人体有害的物质。

(4) 铜锅：铜是人体必需的微量元素，铜导热性能均匀，但是过量的铜对身体不利，会引起恶心、呕吐、腹泻甚至中毒。专门用来烹调的铜炊具一般在锅内有一层不锈钢内层，可以防止铜接触到食物或和食物起反应。因此，使用铜锅时警惕破损，绝对不要用没有内层，或者怀疑内层已有损坏的铜锅来烹调或盛装食物。另外重要的一点是，有铜锈的铜餐具，切不可使用，因为铜生锈之后的"铜绿"及"蓝矾"是有毒物质，可有致癌隐患。铜锅不能用来熬药。

(5) 不粘锅：不粘锅解决了铁锅易粘、易糊、易生锈的缺点，但是因其表面涂层质量是否合格，在购买时需要谨慎。在使用时应注意以下几点：首先是不宜高温煎炸，如果温度超过 260℃ 就会引起涂层破坏及有害物质分解；其次是炒菜时不能用铁铲子，否则会破坏涂层，一旦涂层破坏或脱落，易影响使用效果。

(6) 砂锅：砂锅是一种陶器，主要制作原料是土，传热快，散热慢，保温能力强。不合格的砂锅铅含量易超标，长期使用铅超标的锅会造成铅中毒。而小量的铅，都能引起神经和脑损伤以及免疫力受损。因此，需要购买合格的专供烹调使用的砂锅，而一些艺术作品不宜用作餐饮。在陶器抽检中发现部分产品铅溶出量超标。使用时，不宜用砂锅盛装酸性食物，减少在酸性环境中铅、镉的溶出；新买的砂锅在使用前用 4% 食醋（乙酸）水浸泡煮沸，可以提前溶出大部分有害物质；使用前最好也用醋煮一下，可帮助排出铅。

32. 转基因食品致癌吗

转基因食品是利用现代分子生物技术，将某些生物（动物、植物或微生物）的基因转移到其他物种中去，通过对生物基因的改造，改变生物的某些形状，从而获得满足人类要求的食品。它给我们提供了大量的转基因食品，获得了前所未有的收益：可增加作物产量；可以降低生产成本；可增强作物抗虫害、抗病毒等的能力；提高农产品耐贮性。可是，世界各地的人们针对转基因食品的安全性问题的争论始终热烈地进行着，有些人认为它不安全，对人体健康和生态环境存在潜在的危害，应该严格取缔；有些人认为它是安全的，给人类带来了大量的收益，应该大力发展。

有人认为，转基因食品可能含有有毒物质和过敏原，会对人体健康产生不利影响，严重的甚至可以致癌或导致某些遗传疾病。也有人认为，转基因食品有毒，会增加人体微量毒素含量，从而导致肿瘤。也有人认为，转基因食品中的营养物质被破坏，原来食材中的防癌抗癌成分也会相应丢失。还有人认为，转基因食品会降低人体基因的稳定性，更容易导致基因突变，从而引起肿瘤。

为了统一评价转基因食品安全性的标准，联合国粮食及农业组织 (FAO) 和世界卫生组织 (WHO) 所属的国际食品规定委员会已决定制定转基因食品的国际安全标准。2015 年 8 月，我国农业部开展了大量转基因生物安全方面的科学研究，认为批准上市的转基因食品与传统食品同样安全。

因此，目前尚未有权威研究数据能够证实市场上销售的转基因食品有引发肿瘤的风险，广大消费者没必要因此感到恐慌。

营养评估

营养不良是许多肿瘤患者容易遇到的问题，只有尽早发现并积极处理，才能帮助患者平稳度过治疗的黄金时期。

通过营养筛查与评估，可以发现营养风险及营养不良，是实施营养治疗的重要前提与先决条件；是营养疗法的合理应用，是防治营养素的滥用的重要保证；是预防临床营养应用不足及应用过度的重要措施。

很多患者和家属很迷惑，每次治疗前为什么医护人员都会比较关心他的身高、体重、食欲、精神状况等问题呢？到底有没有这个必要呢？这就是下面内容需要解决的问题。

33. 营养不良如何诊断

营养不良是个国际性问题,20% ~ 80%的肿瘤患者存在营养不良,20%的肿瘤患者直接死于营养不良。尽管营养不良发病如此广泛、后果如此严重,但是世界上尚未有一个通用、公认的营养不良的诊断方法与标准。基于此,中国抗癌协会肿瘤营养与支持治疗专业委员会综合了现有的营养不良诊断方法,提出了营养不良的三级诊断体系。

第一级,营养筛查,对象是所有患者,目的是发现风险,要求所有患者在入院24小时内常规进行营养筛查。住院患者由办理入院的护士实施,门诊患者则由接诊医务人员如医生、营养师、护士等实施,通过筛查直接得出营养不良及其严重程度的判断。

第二级,营养评估,对象是第一级营养筛查中阳性的患者,同时必须对特殊患者群如全部肿瘤患者、全部危重症患者及全部老年患者 (≥ 65岁) 常规进行营养评估。目的是通过营养评估发现有无营养不良并判断其严重程度。要求营养评估应在患者入院后48小时内完成,由营养护士、营养师或医生实施。

第三级,综合测定,对象在理论上应该是任何营养不良患者,但是实际工作中出于卫生经济学及成本-效益因素考虑,轻、中度营养不良患者可不常规行综合测定,但是必须对重度营养不良患者实施综合测定。目的是得出营养不良的原因、类型及其后果。综合测定应在患者入院72小时内完成,由不同学科人员实施。

对于肿瘤患者而言,营养不良的三级诊断尤为重要。肿瘤相关性营养不良是多种因素共同作用的结果,肿瘤患者更容易发生营养不良。营养不良的

营养不良的三级诊断

	方　法	对　　象	目　　的
一级诊断	营养筛查	所有患者	发现风险
二级诊断	营养评估	筛查阳性患者及特殊人群 (如所有肿瘤患者)	通过营养评估发现有无营养不良并判断其严重程度
三级诊断	综合测定	评估阳性患者	判断营养不良原因、类型及其后果

肿瘤患者对手术、放疗及化疗的耐受力下降，在治疗过程中更容易发生不良反应及并发症，导致医疗花费更高，生存时间更短。因此，对肿瘤患者应该常规进行三级诊断，尽早发现营养不良，及时给予营养治疗。肿瘤患者更加需要营养治疗，营养治疗应该成为肿瘤患者的最基本、最必需的基础治疗措施。

34. 什么是营养风险筛查

2002年，欧洲肠内肠外营养学会明确"营养风险"的定义为"现存的或潜在的与营养因素相关的导致患者出现不利临床结局的风险"。值得注意的是，这里所强调的营养风险是指与营养因素有关的、出现临床并发症的风险，并不是指出现营养不良的风险。因此，营养风险的概念是与临床结局密切相关的，是通过及时发现患者的营养风险，来预测患者可能的临床结局，监测患者对临床营养支持的效果。因此，营养风险筛查应该列入临床常规操作中。

自20世纪70年代初，人们就开始关注营养不良的问题了，也采取了多项营养风险筛查的方法。例如，测量皮褶厚度可用于估计皮下脂肪含量，测量前臂周围可估计肌肉容量，皮肤迟发性超敏试验可反映免疫情况，转铁蛋白可反映血清白蛋白的情况。然而，单独使用某项指标会有局限性，为了避免医疗资源的浪费，人们将各种不同的评估指标结合起来，形成不同的营养风险筛查工具。

营养风险筛查应该简单而且快速，具有较高的灵敏度，结果可以量化且可以审核。在进行营养风险筛查时，还应考虑患者患病情况以利于正确的判断。因此，对肿瘤人群实施营养风险筛查的原则应该是：预测性、稳定性、实用性。

35. 为什么要进行肿瘤营养风险筛查

"营养风险"在此并不是指患者发生营养不良的风险，而它的特征是"营养风险与临床结局密切相关"，只有改善临床结局才能使患者真正受益，即改善临床结局是临床营养支持的终点。

20世纪70～80年代，由于经济和医疗资源有限，接受营养支持的几乎都是重度蛋白质-能量营养不良的患者，每年接受规范的肠内肠外营养的患者仅以千例计,故当年应用营养支持的适应证较严格,尚未得到公认。而目前肠内肠外营养支持的病例每年以数百万计,客观上必然需要重新判定肠内、肠外营养的适应证。这就需要判定患者是否存在"营养风险"。存在营养风险的患者,应结合具体临床情况,制订和实施营养支持计划。有营养风险的患者在接受营养支持后,大部分能够改善临床结局,包括减少并发症发生率、缩短住院时间等。有营养风险的患者若不能获得合理的营养支持,就会存在发生不利于患者临床结局的风险,影响患者康复。对于不存在营养风险的或风险不足的患者,营养支持可能无法改善结局。存在上述问题的原因可能有:① 有的患者或家属认为营养支持用的"越多越好",要求医生给予营养支持,不论是否真的确有必要;② 有的患者没有医疗保险,由于个人经济问题无法支付营养支持的费用;③ 有的医生尚未严格按照标准对患者进行风险评估,仅凭个人经验来决定是否给患者用营养支持,难免发生偏差。

因此,有必要对每一位入院患者进行营养风险筛查,评估其是否存在营养风险,并根据筛查结果,结合临床,决定给或者不给相应的肠内和肠外营养支持。承担此项工作的应该是主管医生、护士和营养师。

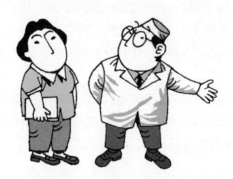

·肿瘤营养风险筛查很必要·

36. 营养风险筛查方法有哪些

大多数的营养风险筛查工具都包含了4个问题:近期的体重变化、近期的膳食摄入情况、近期的体质指数 (BMI)、近期的疾病情况或其他导致营养不良的危险因素。

目前临床使用较多的是营养风险筛查 2002 (NRS 2002),该表由丹麦肠外肠内营养协会发起,建立在循证医学基础上,简便易行。

NRS 2002营养风险筛查,可分以下两步。

第一步：初步营养风险筛查

	是	否
1. BMI < 20.5 kg/m^2 (中国人为BMI < 18.5 kg/m^2)		
2. 患者在过去3个月有体重下降吗		
3. 患者在过去1周内有摄食减少吗		
4. 患者有严重疾病吗 (如ICU治疗)		

是：如果以上任一问题回答"是",则直接进入再次营养风险筛查。

否：如果所有的问题回答"否",应每周重复调查1次。比如患者计划接受腹部大手术治疗,可以制订预防性营养支持计划,以降低营养风险。

第二步：再次营养风险筛查

营养状态受损评分		
没有	0分	正常营养状态
轻度	1分	近3个月内体重丢失 > 5%或食物摄入比正常需要量低25% ~ 50%
中度	2分	一般情况差或2个月内体重丢失 > 5%,或食物摄入比正常需要量低50% ~ 75%
重度	3分	BMI < 18.5 kg/m^{2}且一般情况差,或1个月内体重丢失 > 5% (或3个月体重下降15%),或者前1周食物摄入比正常需要量低75% ~ 100%
疾病的严重程度评分		
没有	0分	正常营养需要量
轻度	1分	需要量轻度提高：髋关节骨折,慢性疾病有急性并发症者 (肝硬化、COPD、血液透析、糖尿病、一般肿瘤患者)
中度	2分	需要量中度增加：腹部大手术、脑卒中、重度肺炎、血液恶性肿瘤
重度	3分	需要量明显增加：颅脑损伤、骨髓移植、APACHE评分 > 10的ICU患者

注：超过70岁者总分加1,即年龄调整后总分值。

NRS 2002总分计算方法为3项评分相加,即疾病严重程度评分+营养状态受损评分+年龄评分。

结论：总分≥3分：患者处于营养风险,开始制订营养治疗计划。总分<3分：每周复查营养风险筛查。

对于下列所有NRS评分≥3分的患者应设定营养支持计划,包括:① 严重营养状态受损 (≥3分);② 严重疾病 (≥3分);③ 中度营养状态受损+轻度疾病 (2分+1分);④ 轻度营养状态受损+中度疾病 (1分+2分)。

对恶性肿瘤患者应进行营养风险筛查,这是营养诊治疗程的第一步。在筛查时,应注意以下几点:① 营养风险筛查阴性不能排除营养不良。② NRS 2002评分≥3分者,具有营养风险,应根据患者的临床情况,制订基于个体化的营养计划。③ 对NRS 2002评分<3分者,在其住院期间每周筛查1次。

37. 所有肿瘤患者都需要行营养风险筛查吗

营养风险的概念包括两个方面:一方面是有营养风险的患者发生不良临床结局的可能性大,另一方面是有营养风险的患者更可能从营养治疗中受益。

50%以上的恶性肿瘤患者存在营养不足,约15%的患者确诊时发现近6个月内体重丢失已超过10%,尤以消化道肿瘤和头颈部肿瘤最常见。如果营养不足的患者未进行筛查、评估和支持治疗,可能导致严重后果。例如:① 导致术后并发症的发生率和病死率增加;② 增加放化疗不良反应;③ 因身体的不能耐受影响治疗周期及药物剂量,降低治疗有效率;④ 易使患者产生负面情绪,忧郁症的患病率增加;⑤ 影响患者的生活质量,缩短生存时间;⑥ 延长了患者的住院时间,间接浪费了医疗资源。因此,原则上,每一位肿瘤患者在确诊后应该立即进行营养风险筛查,这是营养治疗疗程的第一步。NRS 2002评分≥3分者,具有营养风险,应根据患者的临床情况,制订基于个体化的营养计划。对于NRS 2002评分<3分者,在其住院期间每周筛查1次。对于营养筛查阴性的患者,在一个治疗疗程结束后,再次进行营养筛查。

38. 什么是肿瘤营养评估

经过营养风险筛查后,对于有营养风险的恶性肿瘤患者,还要进行营养评估,即结合病史、体格检查、实验室检查、人体测量、人体组成分析等多项指标来综合判断,为制订营养治疗方案提供依据。

ASPEN对营养评估的定义为"使用以下组合诊断营养问题的全面方法:

病史、营养史、用药史、体检、人体测量学方法、实验室数据"。由负责营养支持的临床医生和营养师进行的营养评估是一个严谨的过程，包括取得饮食史、病史、目前临床状况、人体测量数据、实验室数据、物理评估信息、日常功能和经济信息、估计营养需求等。临床技能、资源可用性和配置决定了实施临床营养评估的具体方法。营养状态的评估应与肿瘤病情、治疗效果、体力状态及生活质量评估同时进行。

因此，通过营养风险筛查后，对于有营养风险的恶性肿瘤患者，还要由专业人员综合进行营养评估，为制订正确的、全面的营养支持治疗方案提供依据。

39. 营养评估的常用方法有哪些

目前，国际上推荐使用的综合营养评估工具主要包括两个：① SGA以及由SGA衍生的PG-SGA，主要用于住院患者的营养评估。对肿瘤患者推荐使用PG-SGA。② NMA，主要用于社区老人的营养评估，65岁以上非肿瘤老人优先选择NMA。PG-SGA是在SGA基础上发展而成的，是专门为肿瘤患者设计的营养状况评估方法，由患者自我评估部分及医务人员评估部分两部分组成，具体内容包括体重、摄食情况、症状、活动和身体功能、疾病与营养需求的关系、代谢方面的需要、体格检查等7个方面，前4个方面由患者自己评估，后3个方面由医务人员（医师、护士或营养师）评估，总体评估结果包括定量评估及定性评估两种。定性评估将肿瘤患者的营养状况分为A（营养良好）、B（可疑或中度营养不良）、C（重度营养不良）三个等级。定量评估为将7个方面的记分相加，得出一个最后积分，根据积分将患者分为0～1分（无营养不良）、2～3分（可疑或轻度营养不良）、4～8分（中度营养不良）、≥9分（重度营养不良）。

0～1分：无营养不良，不需要进行营养干预，一个疗程后应常规进行再次营养评估。

2～3分：可疑或轻度营养不良，由营养师、医生对患者及其家属进行营养指导，并根据实验室结果进行药物干预。

4～8分：中度营养不良，需要营养干预及对症治疗。

≥9分：重度营养不良，迫切需要改善症状的治疗和营养干预。

研究明确,PG-SGA进行营养不良诊断的灵敏度为98%,特异度为82%。可用来预测肿瘤患者生活质量变化的幅度。

恶性肿瘤患者入院时应该常规进行营养风险筛查和评估,并推荐使用PG-SGA进行综合营养评估,并根据评估结果对肿瘤患者进行分类指导营养干预。临床研究提示,PG-SGA是一种有效的肿瘤患者特异性营养状况评估工具,因而得到ADA(美国糖尿病协会)等单位的大力推荐,ADA推荐其为肿瘤患者营养评估的首选方法,也是中国抗癌协会肿瘤营养与支持治疗专业委员会推荐使用的工具。

40. 什么是恶病质

肿瘤恶病质是一组常见于肿瘤晚期消耗性症状的总称。当蛋白质和能量摄入减少、消耗增加、利用不合理时,就会导致恶病质的发生。恶病质被视为肿瘤患者预后不良的因素之一,常伴有食欲下降、体重减轻。

(1) 6个月内无意识体重下降 > 5%。

(2) 当BMI < 20 kg/m^{2}时,6个月内体重下降 > 2%。

(3) 对合并少肌症(四肢骨骼肌质量与身高的平方的比值,男性 < 7.26,女性 < 5.45)患者,6个月体重下降 > 2%。

符合以上3条中的任一条,癌症恶病质的诊断即可成立。

最容易引起恶病质的肿瘤包括胃癌(85%)、胰腺癌(83%)、非小细胞肺癌(61%)、前列腺癌(57%)和肠癌(54%)。顽固恶病质常见于晚期肿瘤患者或抗肿瘤治疗不理想导致肿瘤快速进展的患者,此期患者的预期生存期常 < 3个月。

因此,恶病质是导致大多数进展期肿瘤患者死亡的原因,直接影响肿瘤治疗效果,增加并发症的发生率,降低患者的生活质量,缩短生存时间,影响预后。

41. 什么是肌肉减少症

肌肉减少症是以进行性、全身广泛性的骨骼肌体积及肌力下降和(或)日常生活能力减退为主要表现的综合征。肌肉减少症的主要临床表现有两个

肌肉减少症的诊断标准

以下三条标准符合第1条及第2、3条中任意一条即可诊断为肌肉减少症	
1. 骨骼肌质量减少	未定义*
2. 骨骼肌力量下降	非利手握力男性＜40 kg，女性＜30 kg
3. 身体活动能力下降	步速＜0.8 m/s

注：骨骼肌力量的下降程度与骨骼肌质量减少程度不成正比，轻微的骨骼肌质量减少可表现为严重的力量下降，而轻微的力量下降可能已伴有明显的骨骼肌质量减少。

* 尽管EWGSOP没有对肌肉量减少进行定义，但是一般可以采用如下标注：① 与同年龄、同性别、同种族的正常人相比肌肉量下降2SD；② 四肢骨骼肌指数，男性＜7.26，女性＜5.45。

方面：骨骼肌肌力的减退和肌肉质量的下降。

肿瘤患者肌肉减少的主要原因是肌纤维蛋白（尤其是肌球蛋白）的加速降解，其次是蛋白质合成的减少。肿瘤导致的肌肉减少症，在很大程度上可归结为恶病质导致的肌肉减少。恶病质与原发疾病密切相关，表现为明显的肌肉减少，伴或不伴脂肪较少的代谢综合征。

肿瘤所致的肌肉减少的主要症状是肌肉强度下降和乏力。肌肉减少表现出的症状对生活质量的影响甚至超过肿瘤部位、患病时间、疾病分期等因素。有研究显示，肿瘤恶病质患者股四头肌强度下降33%～40%，这对患者的运动能力、自主性和生活质量产生了严重不良影响；肌肉减少所致的乏力可从多方面影响患者的身体、心理、社会和认知能力，引起疲劳、消极、焦虑、悲伤、忧郁、记忆力减退和决断力差等不良后果。这些因素又导致机体处于较差的体力状态，并影响抗肿瘤治疗的有效性和安全性，最终影响生存时间和治疗结局。

因此，在临床工作中，肿瘤相关性肌肉减少症不仅可以增加抗肿瘤治疗的不良反应，降低耐受能力，而且会降低患者生活质量并增加病死率。因此，如何有效地做好肿瘤患者的营养评估并加以干预，已成为肿瘤患者治疗的当务之急。

42. 什么是再喂养综合征

再喂养综合征是指在长期饥饿后提供再喂养（包括经口摄食、肠内或肠外营养）所引起的、与代谢异常相关的一组表现，包括严重水电解质紊乱、葡萄糖耐受性下降和维生素缺乏等，长期饥饿的肿瘤患者容易发生再喂养综合征。

再喂养综合征的发生原因主要是饥饿时胰岛素分泌下降，伴随胰岛素抵抗，分解代谢多于合成代谢，导致机体磷、钾、镁和维生素等微量元素的消耗增加。重新开始营养治疗时，特别是补充大量葡萄糖后，血糖升高，胰岛素分泌恢复，胰岛素作用于机体各组织，导致磷、钾、镁从血清转移入细胞内，形成低磷血症、低钾血症、低镁血症，一般再喂养综合征在营养治疗后3～4天会发生。

再喂养综合征早期无特异表现，后期可出现明显水电解质紊乱和神经症状等。

(1) 低磷血症：是该综合征的主要特征，可有以下系统异常：① 神经肌肉系统异常，如横纹肌溶解、膈肌收缩力降低和心肌病，表现为头晕、厌食、四肢无力、感觉异常等，重症者可有抽搐、精神错乱、昏迷，甚至可因呼吸肌无力而危及生命；② 血液系统异常，如红细胞、粒细胞和血小板功能异常，表现为溶血、凝血功能障碍、粒细胞趋化性和吞噬性下降；③ 长期低血磷可造成骨痛、骨软化；④ 酸碱平衡失调，表现为轻度酸中毒；⑤ 肾小管功能减退，引起急性肾小管性酸中毒；⑥ 葡萄糖代谢异常，如糖耐量减退等。

(2) 低镁血症：表现为心律失常、腹部不适、厌食、肌震颤、麻木、手足搐搦、精神紧张、易激惹、意识障碍、乏力、共济失调等，严重者表现为烦躁不安、谵妄、惊厥等。

(3) 低钾血症：主要表现为肌肉神经系统出现瘫痪、麻痹，呼吸抑制，肌无力症状，消化道出现肠麻痹、便秘症状。

(4) 维生素缺乏：尤其是维生素B_1缺乏，表现为神经传导阻滞，表现为上升性对称性感觉、运动、反射障碍和记忆障碍。

再喂养综合征易发生于营养不良患者，尤其是数月内体重下降超过10%的患者。对于恶性肿瘤患者，接受营养治疗后的患者中再喂养综合征的发生率可高达25%左右，其中全胃肠外营养者发生概率高达42%。由于再喂养综合征表现严重，需要做好积极的预防工作，采取合理的治疗措施。

营养支持治疗

很多患者在治疗期间会遇到食欲欠佳甚至不能进食的问题，就会主动要求医生给自己补充一些营养。那么该怎么选择呢？是口服一些营养粉补充一下？还是从胃管里面注入食物？还是从静脉输进去呢？营养补充需要多久呢？有没有并发症呢？

还有一些消化道功能障碍的患者，如腹胀、腹泻、便秘、肝肾功能较差的患者，他们的营养支持怎样做最好呢？

43. 什么是肿瘤营养疗法

肿瘤营养疗法是以治疗肿瘤及其并发症或身体状况，从而改善肿瘤患者预后的过程，包括营养诊断（筛查、评估）、营养支持（干预）、疗效评价（包括随访）三个阶段。肿瘤营养治疗是与手术、化疗、放疗、靶向治疗、免疫治疗等肿瘤基本治疗方法并重的另外一种治疗方法，它贯穿于肿瘤治疗的全过程，融汇于其他治疗方法之中。当营养支持不仅仅是补充营养素不足，而是被赋予治疗营养不良、调节代谢、调理免疫等使命时，营养支持则升华为营养治疗。

要进行合理的营养治疗，首先需要了解患者的营养状况。营养评估的目的就是发现营养不良的患者，确定营养治疗的对象，从而保证营养治疗的合理应用，防止应用不足与应用过度。而且，在营养治疗过程中，要不断进行再评估，了解营养治疗效果，以便及时调整治疗方案。

鉴于营养不良在肿瘤人群中的普遍性，以及营养不良的严重后果，因此营养干预应该成为肿瘤治疗的基础措施与常规手段，应用于肿瘤患者的全程治疗。其中营养干预的内容包括营养教育和人工营养（肠内营养、肠外营养）。既要保证肿瘤患者的营养平衡，维护患者的正常生理功能；同时又要选择性饥饿肿瘤细胞，从而抑制或减缓肿瘤进程。营养疗法的最高目标是代谢调节、控制肿瘤、提高生活质量、延长生存时间，基本要求是满足肿瘤患者目标需要量的70%以上的能量需求及100%的蛋白质需求。

在接受营养干预后，所有肿瘤患者出院后均应该定期（至少每3个月1次）到医院营养门诊或接受电话营养评估、疗效评价与随访。该过程由肿瘤营养培训资质的临床医生、护士和营养师实施，并进行相应的饮食指导和家居康复指导。

44. 为什么要进行肿瘤营养支持（干预）

中国传统医学认为"急则治其标，缓则治其本"，这句话同样适用于现代医学。在对恶性肿瘤患者进行治疗时，我们同样要辨证施治。恶性肿瘤出现营养不良时，我们就通过营养支持去治疗这个"标"。当条件允许后，我们再针对患者情况通过手术、化疗或放疗进行"本"的治疗。如果不进行"标"的治疗，可能失去治疗的机会或在条件不允许的情况下急于治"本"，两者均会对患者造成不良后果,这都是我们不愿意看到的结果。

恶性肿瘤患者,尤其是消化道肿瘤患者,大部分伴有体重减轻、消瘦,甚至恶病质,从而导致不能进行针对肿瘤的放化疗及手术治疗。这既使得肿瘤患者生存期缩短、生活质量下降,又使得营养不良成为恶性肿瘤死亡的重要原因。因此,针对不能摄入或摄入量减少的肿瘤患者,营养支持在加快患者恢复、延长患者生存时间和提高生活质量上起到了很好的作用。营养支持治疗是为了帮助患者维持适当的营养、身体组成、生理功能、免疫功能及生活质量。

对于营养不良的恶性肿瘤患者,适当的营养治疗既可改善患者的营养状况,使患者的抗癌能力、免疫力增强,提高生活质量,又能提高肿瘤患者对手术、化疗、放疗等治疗的耐受性,减轻不良反应。有研究认为,营养支持可以作为肿瘤患者出现恶病质的重要辅助治疗。尽管营养支持在整体上不能影响进展期肿瘤的生存时间,但在营养支持的基础上的化疗可以影响炎症反应、异常的代谢和能量代谢。这样会有利于肿瘤患者缓解症状,提高生活质量及适当延长患者寿命。

45. 营养支持治疗会让肿瘤长得更快吗

有人认为,营养支持在为机体提供营养支持的同时,也会促进肿瘤的生长,这种说法其实是没有科学依据的。肿瘤组织和正常组织的代谢是不同的,正常组织以脂肪和氨基酸为主要能源,大多数正常组织在有氧时通过糖的有氧分解获取能量,只有在缺氧时才进行无氧糖酵解。而肿瘤组织以葡萄糖为主要能源,可以无氧酵解供能,而氨基酸和脂肪利用差。肿瘤组织即使在有氧条件下,也主要以无氧糖酵解获取能量。所以肿瘤患者的营养配方以低糖、高蛋白质、高脂肪为主,加上免疫营养物质和全面的维生素、矿物质,既可以改善患者的营养状态,又不促进肿瘤的生长。所以科学的营养支持不但不会促进肿瘤的生长,还会对肿瘤的抑制有很大的作用。对肿瘤患者而言,即使不补充营养,由于肿瘤强大的营养争夺能力,肿瘤仍以旺盛的糖酵解形式消耗机体的骨骼肌,从患者身体中争夺营养,损伤机体的免疫功能。也就是说,即使肿瘤患者整天不吃不喝,肿瘤细胞仍可疯狂生长。癌症患者同正常人一样,如不增加营养就会造成营养不良,机体的免疫力降低,会加快病情的发展,造成机体日渐消瘦,最后出现恶病质等严重影响患者康复的问题。相反,增加营养不仅能改善机体的营养不良状况,提高机体的免疫力,而且可使机体的抗癌能力得以提高。

因此,出于对营养支持会支持肿瘤生长的担心而放弃营养治疗是完全没有必要的。应该担心的是,营养不良导致一系列的问题。盲目节食或不进行科学的营养支持会导致营养不良,更能导致患者的免疫力下降,加速肿瘤的生长,并可导致一系列并发症。

46. 肿瘤营养支持治疗的原则是什么

(1) 适应证:肿瘤营养支持治疗的目的并非仅仅提供能量及营养素、治疗营养不良,其更加重要的目标在于调节代谢、控制肿瘤。由于所有荷瘤患者均需要维持正常新陈代谢水平,所以其适应证为:① 荷瘤肿瘤患者;② 营养不良的患者。

(2) 肿瘤患者的营养支持治疗应该实现两个达标:即能量达标、蛋白质达标。研究发现:单纯能量达标,而蛋白质未达标,不能降低病死率。低氮、低能量营养支持带来的能量赤字及负氮平衡,高能量营养支持带来的高代谢负担均不利于肿瘤患者。

(3) 营养支持的五阶梯治疗模式:营养不良的规范治疗应该遵循五阶梯治疗原则,首先选择营养教育,然后选择(依次向上晋级)口服营养补充、完全肠内营养、部分肠外营养、全肠外营养。参照ESPEN指南建议,当下一阶梯不能满足3～5天60%的目标能量需求时,应该选择上一阶梯。由于肿瘤本身的原因、治疗不良反应的影响,肿瘤患者常常不想口服、不愿口服、不能口服或口服不足。此时,通过肠外途径补充口服摄入不足的部分,称为补充性肠外营养,又称部分肠外营养。补充性肠外营养或部分肠外营养在肿瘤尤其是终末期肿瘤、肿瘤手术后、肿瘤放疗、肿瘤化疗中扮演重要角色,有时甚至起决定作用。研究发现,在等氮等能量条件下,与完全肠内营养相比,部分肠外营养及部分肠内营养能够显著改善进展期肿瘤患者的BMI、生活质量及生存时间。

(4) 非荷瘤状态下,肿瘤患者的营养支持治疗配方与良性疾病患者无明显差异;荷瘤状态下,配方有别于良性疾病。

47. 所有肿瘤患者都需要营养支持治疗吗

营养不良、厌食、消瘦是恶性肿瘤患者常见的症状,而严重的营养不良又是恶性肿瘤患者常见的死因。因此,营养支持治疗对于营养不良肿瘤患者来说有重要作用。对于有营养不良,而且需要化疗、放疗的患者,我们应该给予营养支持;对于需要手术的营养不良的肿瘤患者,进行必要的营养支持来改善术前营养状态,从而使患者顺利度过围手术期。

那么,恶性肿瘤患者出现什么样的营养不良就需要营养支持呢? 临床实践证明,恶性肿瘤患者通过营养支持可以平稳度过围手术期,接受适当的放、化疗。

营养支持治疗的适应证包括:因放化疗而导致的恶心、呕吐、厌食,不能摄取足够的营养;发生肠瘘、严重感染的胃肠功能障碍等并发症;需施行姑息性手术或侵入性治疗,围手术期等。

对于早期肿瘤患者,由于肿瘤负荷较小,肿瘤所致的代谢异常程度相对较轻,没有影响到肿瘤患者的整个机体,全身的营养况尚属正常,一般靠基本正常的饮食摄入就可维持,无需提供额外的营养治疗。而恶性肿瘤患者术后进行早期营养支持对于降低感染发生率、维持机体免疫功能、加速伤口愈合和缩短住院时间具有重要意义。

对于进展期肿瘤患者,随着肿瘤的进展,由肿瘤所带来的局部和全身性影响越来越显著,局部压迫症状如疼痛、消化道梗阻,全身症状如厌食、消瘦、贫血、血浆蛋白质水平下降和免疫功能低下等,体重丢失程度约为10%。这类患者的肿瘤可切除或治愈,但往往因营养不良而使其对手术或其他抗肿瘤治疗的耐受性下降,极有可能发生治疗并发症,影响治疗的整体效果,故提供及时、合理有效的营养支持治疗具有积极的临床意义。

对于终末期肿瘤患者,由于癌性恶病质常无法进食或摄入量极少,全身情况极差,没有手术机会和治愈的可能,此时提供营养支持治疗仅可以帮助提高患者的生活质量,减轻痛苦。

48. 营养支持治疗的方式有哪些

营养支持的实施方法有肠内营养和肠外营养。肠内营养是经胃肠道用口服或管饲来提供代谢需要的各种营养素的营养支持方式。肠外营养指的是人体所需的营养素不经胃肠道而直接进入循环，以满足机体的需要。

肠内营养的主要适用人群是自然营养摄入不足但胃肠道有消化吸收功能的患者，也是营养治疗的首选方式。肠内营养的主要输入途径有口服、咽造口、鼻胃管、胃造口、空肠造口等，临床上除了口服外，常用的干预方法是鼻胃管和空肠造口两种途径。鼻胃管临床操作较简单、创伤小，对营养液的渗透压及浓度要求小，适用于一般的要素饮食患者，家属通过简单的操作即可满足患者的营养需要。但是，该方法有一个严重的并发症——误吸，因此诞生了一种运用更为广泛的方法——空肠造口置管，可以较少发生液体饮食反流造成的误吸，并且可与胃十二指肠减压同时进行，尤其适用于胃十二指肠外瘘及胰腺疾病患者。而且，空肠造口的喂养管可长期放置，适用于长期营养支持的患者，患者也能同时经口进食。

肠外营养是将人体所需的营养素按一定比例和输注速率以静脉滴注的方式直接输入静脉，使患者在不能通过胃肠道摄取营养的情况下，仍可提供人体必需的氨基酸、脂肪酸、维生素、电解质和微量元素，充分保障患者能量摄入，增强免疫力，加速机体康复。根据患者病情和营养液内容，输入途径主要有中心静脉和外周静脉两种。一般短期输注（＜2周）及以糖类、脂肪乳剂作为混合热源者可经过外周静脉途径；而以高渗葡萄糖作为主要热源者及输注时间较长者需要经过中心静脉输注。

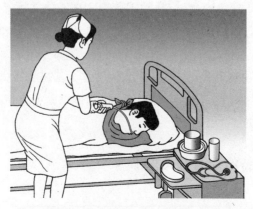

·肠内营养是营养支持治疗的首选方式·

49. 什么是肠内营养？适用于哪些人群

肠内营养是指需要少量消化过程或不需消化过程就能吸收的营养液，通过消化道置管（或造口）或少量多次口服的方法，为患者提供所需的营养素。肠内营养的消化和吸收过程能够增加胃肠道的血液供应，刺激内脏神经对消化道的支配和消化道激素的分泌，除为全身和胃肠道本身提供各种营养物质外，能保护胃肠道的正常菌群和免疫系统。这些作用对维持肠黏膜屏障、维持胃肠道正常的结构和生理功能、减少细菌移位，以及预防肝内胆汁淤积均有重要意义。

(1) 肠内营养主要适用的人群：

1) 因口腔、咽喉、食管炎症及肿瘤不能经口进食的患者。

2) 肿瘤患者放疗及化疗时、大面积烧伤及创伤患者因营养素需要量增加但经口摄食不足的患者。

3) 中枢神经系统疾病而不能或不愿进食的患者。

4) 适宜用肠内营养的胃肠道瘘患者。

5) 适宜用肠内营养的溃疡性结肠炎及克罗恩病患者。

6) 消化吸收不良患者，如慢性胰腺功能不全及短肠综合征患者。

7) 家庭肠内营养支持患者。

8) 先天性氨基酸代谢缺陷病。

9) 需要择期手术的营养不良患者，术前2周及术后24小时肠内营养支持均可帮助改善代谢情况。

10) 器官衰竭患者，如心力衰竭、肝衰竭、胃肠功能衰竭、肾衰竭及多器官衰竭等。对这类患者的肠内营养支持应慎重。

(2) 肠内营养的禁忌人群：

1) 麻痹性和机械性肠梗阻患者。

2) 消化道活动性出血患者。

3) 严重腹泻或极度吸收不良患者。

50. 常见的肠内营养制剂有哪些

目前营养学专家建议将肠内营养制剂分为：① 氨基酸型、短肽型（要素型);② 整蛋白型 (非要素型);③ 组件式肠内营养制剂。

(1) 氨基酸型、短肽型 (要素型):这类制剂的基质为单体物质,包括氨基酸或短肽、葡萄糖、脂肪、矿物质和维生素的混合物。此类制剂不含残渣或残渣极少,易吸收,并可使粪便数量显著减少。但因氨基酸味道口感不佳,适宜管饲患者服用,口服较少,主要适合于胃肠消化和吸收功能受损的患者。其中,氨基酸制剂代表性产品有维沃和爱伦多,短肽类制剂代表性产品有百普素和百普力。值得注意的是,浓度过高或使用速度太快的时候易引起腹胀、腹泻;肝肾功能异常及糖尿病患者需慎用。

(2) 整蛋白型:这类肠内制剂以整蛋白或蛋白质游离物为氮源,渗透压接近等渗,口感较好,适于口服和管饲,适用于胃肠功能较好的患者,是临床上应用最广泛的肠内营养制剂。根据具体用途又可分为以下几类。

1) 平衡型:可用于疾病状态下消化吸收功能正常或接近正常的患者,作为每天营养素提供的全部来源或部分营养素的补充,此类产品较多,如瑞素、安素、能全力等。

2) 疾病型:如肿瘤患者使用的柏赛罗、大元素;糖尿病患者使用的瑞代、益力佳等;肺病患者使用的益菲佳等;肾病患者使用的立适康等。

(3) 组件式肠内营养制剂:包括氨基酸组件、短肽组件、整蛋白组件、糖类组件、长链甘油三酯组件、中长链甘油三酯组件、维生素组件等。它可作为平衡型肠内营养制剂的补充剂或强化剂,以弥补疾病状态下使用平衡型肠内营养制剂的不平衡性。

51. 肠内营养的优点和缺点

肠内营养的作用是保护与支持器官的结构与功能,维持机体的代谢,参与调控机体的生理功能,促进患者的康复。

(1) 长期肠内营养的优点:① 模拟正常人进食途径,营养物质经门静脉系统吸收输送至肝脏,有利于肝脏的蛋白质合成和代谢调节;② 肠内营养可以维持肠道黏膜结构完整,继续肠道消化和吸收功能,并有效防止肠道细菌移位,并帮助患者脱离肠内营养支持后更快适应正常人的饮食和消化;③ 肠外营养可使内脏血流和心输出量增加,因而使代谢营养物质所需消耗的能量增加;④ 肠内营养对技术和设备要求低、操作简单、费用低,患者在医院和家里都可以使用,依从性好。

(2) 肠内营养的缺点:较少,主要并发症有腹泻、腹胀、胃食管反流和吸入性肺炎,电解质、维生素、微量元素和糖代谢异常也可能发生,肠饲管插入可能发生肠黏膜糜烂、穿孔,饲管常会发生堵塞,但引起严重功能丧失或死亡极为罕见。

52. 什么是肠外营养? 适用于哪些人群

肠外营养支持是通过消化道以外的途径为患者提供全面充足的热量及各种营养物质,以达到预防或纠正热量、蛋白质缺乏所致的营养不良的目的,同时起到增强患者对严重创伤的耐受力,促使患者康复的作用。因此,凡需维持或加强营养支持而不能从胃肠道摄入或摄入不足的患者,都可以使用肠外营养。

肠外营养的基本适应证是胃肠道功能障碍或衰竭的患者。

疗效显著的强适应证有:① 胃肠道梗阻患者;② 胃肠道吸收功能障碍者;③ 重症急性胰腺炎;④ 严重营养不良伴胃肠功能障碍;⑤ 严重的分解代谢状态,如大面积烧伤和感染。

疗效中等的适应证有:① 大手术、创伤的围手术期;② 肠外瘘;③ 严重营养不良的肿瘤患者;④ 重要脏器功能不全的患者。

肠外营养的禁忌人群有:① 胃肠道功能正常的患者或可适应肠内营养的患者;② 患者一般情况良好、预计肠外营养少于5天的患者;③ 治疗盲目的患者。

53. 常见的肠外营养制剂有哪些

肠外营养制剂是按药品生产要求将各种营养素配制成符合标准的静脉输注混合液。肠外营养制剂没有统一的配方,但必须含有全部人体所需的营养物质。应根据患者的年龄、性别、体重或体表面积及病情需要等制备,基本要求包括无菌、无毒、无热源;适宜的pH和渗透压;良好的相容性、稳定性、无菌无热源包装等。

肠外营养制剂的组成成分包括蛋白质(氨基酸)、脂肪、糖类、多种维生素、多种微量元素、电解质和水等。

(1) 葡萄糖溶液：为了提供足够的能量，在肠外营养液配方中常应用高浓度的葡萄糖作为肠外营养的能量来源，一般每天提供糖200～250 g，不超过300 g，占总能量的60%～70%。肠外营养配方中常需用高浓度 (25%～50%) 葡萄糖溶液。这种溶液渗透压很高，只能经中心静脉途径输入，若经周围静脉输入容易导致血栓性静脉炎。周围静脉给予葡萄糖的浓度范围最高限定在10%～12%。由于机体利用葡萄糖的能力有限，输入太快可发生高血糖、糖尿及高渗性脱水。

(2) 脂肪乳：必需脂肪酸在体内不能合成，因此在静脉营养时脂肪乳剂的供给不可或缺，同时脂肪乳有调节免疫功能的作用。肠外营养中所应用的脂肪是以大豆油或红花油为原料，经卵磷脂乳化制成的脂肪乳剂 (以LCT为主)，与人体内的乳糜颗粒相似，只是缺少载脂蛋白外壳。进入机体后，脂肪乳剂颗粒立即获得游离胆固醇载脂蛋白与胆固醇酯，从而在组成结构与代谢上与人体乳糜微粒完全相同。近年来认为，含有脂肪的肠外营养是一种安全、平衡、重要的营养支持复合物。优点在于：① 与高渗葡萄糖、电解质溶液同时输入，可减少营养液浓度，减少对血管壁的损伤；② 脂肪释放的能量是糖类的2倍，可在输入液体总量不变的情况下获得更多能量；③ 作为非蛋白质的能量来源，既可减少葡萄糖用量，降低与高糖输入有关的危险因素，又可提供必需脂肪酸 (亚油酸与亚麻酸)，避免必需脂肪酸的缺乏；④ 脂肪乳剂的呼吸商比糖类低，比等能量的糖溶液产生的二氧化碳少，有利于呼吸道受损的患者。输注脂肪乳时需注意调节输注速度，输入太快可能出现急性反应，如发热、畏寒、心悸、呕吐等。通常10%溶液在最初15～30分钟内的输入速度不要超过1 ml/min，半小时后可逐渐加快。

(3) 氨基酸溶液：复方氨基酸溶液是肠外营养的基本供氮物质，包括必需氨基酸与某些非必需氨基酸。除了可提供能量外，主要用于提供氮源，维持正氮平衡，促进体内蛋白质合成、组织愈合、合成酶和激素。它具有纯度高、含氮量低、副反应小、利用率高等特点。近年使用的复方氨基酸溶液一般均含有8种必需氨基酸和数量不同的非必需氨基酸，比水解蛋白更有利于防止氮的丢失，纠正负氮平衡，减少蛋白质消耗。对于持续分解代谢状况，补充必需与非必需氨基酸都是必要的。

(4) 水：人体只能短期耐受失水状态，缺水3～4天，即可出现脱水状态，成人失去相当于体重10% ～ 25%的水分 (体内总水量的40%) 就不能生存, 儿童更为敏感。在正常情况下, 成人每天需水30 ml/kg, 儿童30 ～ 120 ml/kg, 婴儿100 ～ 150 ml/kg。水的需要量与能量的摄取有关, 成人每提供4.184 kJ 热量需1.0 ml的水, 婴儿为1.5 ml/kJ, 成人每天需热量10 460 ～ 12 552 kJ, 需水 2 500 ～ 3 000 ml, 有额外丢失时, 需水量增加, 有心、肺及肾疾病时需水量增加, 有心、肺及肾疾病时需限制水量。

(5) 电解质: 主要是用于维持血液的酸碱平衡和水盐平衡, 以保持机体有恒定的内环境。电解质在无额外丢失的情况下, 钠、镁、钙等按生理需要量补给即可。值得强调的是, 电解质的补给量不是固定不变的, 因患者的病情、病程不同而有相应的变化, 需根据血清及24小时尿中的电解质检查结果予以调整用量。

(6) 维生素与微量元素: 维生素参与糖类、脂肪、蛋白质代谢及人体生长发育、创伤修复等。肠外营养一般只能提供生理需要量, 有特殊营养需求的患者 (如烧伤、肠瘘等) 需要额外补充, 否则可出现神经系统与心血管系统的损害和维生素缺乏症。肠外营养中的微量元素需要量较难确定, 因为其血液中的浓度并不一定反映其组织中的含量、生物活性及代谢平衡状况, 因此可以适量补充。

54. 肠外营养的优点和缺点

(1) 优点:

1) 营养素较全面, 直接经静脉系统提供人体必需的氨基酸、脂肪、糖等必需营养素。

2) 可使不能进食或进食很少的患者维持良好的营养状况, 增强自身免疫力, 帮助机体度过危险的病程, 改善肿块患者的临床症状, 改善生活质量, 延长生命。

3) 可根据患者实际情况制订个体化的全营养混合制剂。

4) 肠外营养制剂对生产、配置技术较高, 安全性较高。

(2) 缺点:

1) 使用范围较肠内营养小, 仅供院内使用。

2) 对输注速度和时间要求较高, 否则易出现胸闷、气急、过敏等不适。

3) 对患者输液途径要求较高, 一般要求由中心静脉输入, 深静脉置管有一定的感染及血栓风险。

4) 有发生肠源性感染的风险,有胆汁淤积及肝功能受损的风险。

5) 可发生代谢并发症,如高血糖、低血糖、酮症酸中毒、高渗性非酮性昏迷。

6) 价格较高。

55. 肠内营养和肠外营养哪个更好

肿瘤患者均存在不同程度的营养不良,一方面是疾病导致进食减少,另一方面是由于肿瘤消耗增加。营养不良可导致肿瘤切除术后并发症增加,影响化疗及放疗的正常进行,甚至可以导致死亡率的增高。因此,采用营养治疗十分有必要,有助于改善患者的生活质量,延长患者生存时间。

营养支持的首选途径是肠内营养,具有简单方便、并发症少、促进肠道功能、释放胃肠激素、改善门静脉循环、防止胃黏膜萎缩和细菌移位等优点,因此在胃肠道功能正常及绝大部分功能正常的时候,首选推荐肠内营养。

当患者存在不同程度的肠功能障碍,主要包括肠道运动、消化、吸收功能的限制,另有一些疾病还会导致消化道梗阻和吸收障碍,这都使肠内营养难以实施,肠外营养就成为营养支持的必要途径。

肠内营养和肠外营养各有其适应证及优缺点,在临床实施中不应该将两者对立起来,或片面追求某一种方式,应结合患者的具体情况选择合适的营养支持方式,必要时还应将肠外、肠内营养联合应用,则为联合营养。联合营养可促进营养成分互补、总热量及营养物质的最大吸收,并可减少并发症和肝肾功能的损害,提高治愈率并缩短病程。

56. 肠内营养制剂如何配制、保存及使用

肠内营养制剂成品,如瑞能这样的医用肠内营养剂,在配置时应严格按照无菌要求,符合直接饮用标准。家属或患者在自行配置其他肠内营养制剂(高蛋白质、低脂肪、高热量的菜汤、米汤、蔬菜汁或肠内营养粉)时,应掌握肠内营养液配制前的要求,注意配制中的容器的清洁及无菌、配伍禁忌及注意事项。

营养液应现配现用,暂不使用时应将配置好的营养液置4℃冷藏备用,但不能超过24小时,避免污染变质。悬挂的营养液在凉快的室温下放置时间应小于6小时,当营养液内含有牛奶及易腐败成分时,放置时间应更短。

在使用肠内营养制剂时,应注意以下几点。

(1) 控制营养液的浓度与渗透压:从低浓度开始,根据胃肠道适应程度逐步递增,能量密度从2.09 kJ/ml起增至4.18 kJ/ml或更高,以免引起胃肠道不适、恶心、呕吐、肠痉挛和腹泻。

(2) 控制输注量和速度:营养液从少量开始输注,250 ～ 500 ml/d,在5 ～ 7天逐渐达到全量。输液速度以20 ml/h起,视适应程度逐步加速并维持滴速为100 ～ 120 ml/h,滴注太慢不能按计划完成输液,滴注太快容易发生腹胀、腹泻、恶心、呕吐等不良反应。

(3) 调节营养液的温度:做好营养液的加热和保温,使之温度接近体温为宜,特别是老年人更加应该注意保温。温度过高可引起胃肠道黏膜灼伤,过冷则刺激胃肠道,引起肠痉挛、腹痛或腹泻。

(4) 妥善固定喂养管,避免喂养管扭曲、折叠、受压,定时冲洗喂养管。输注营养液前后、持续输注期间间隔4小时及特殊用药前后,都要用20 ～ 30 ml温开水或生理盐水冲洗喂养管,发生阻塞时,尽可能用水冲开。

57. 肠内营养常见并发症及如何处理

(1) 胃肠道症状

1) 腹泻、恶心、呕吐:原因有很多,主要是肠内营养制剂的类型、成分、渗透压可影响肠道对营养液的耐受性,营养液配置过程污染可引起肠道菌群紊乱,营养液输注温度及速度不适宜易引起肠道痉挛。相应的处理措施主要有:注意观察患者出现腹泻的次数及性状;使用接近正常体液浓度(300 mmol/L)的溶液;及时调整配方;营养液要新鲜配制,低温保存,常温下保存8小时,低温保存12小时,使用不超过24小时;营养液注意滴注速度及温度;危重症患者注意菌群失调;操作人员注意双手及物品清洁,避免人为污染。

2) 胃潴留:可能与输注量过多有关。在每次输注前先抽吸,以了解胃是否排空,若停止喂养1小时,残留量＞100 ml,提示有胃潴留,需要延长输注间隔,或行胃肠减压。

(2) 代谢并发症：肠内营养可出现多种代谢性问题，包括液体、电解质、维生素及微量元素的缺乏或过多，最常见的是水中毒、高糖血症（高血糖）、低糖血症（低血糖）及高钠血症性脱水。

1) 水中毒：较为常见，尤其同时肠外营养或补液者，一旦发生应立即调整总入量。

2) 高糖血症：多发生在鼻饲后24小时，可改为低糖饮食或加用胰岛素，同时监测血糖。

3) 低糖血症：患者应缓慢停用要素饮食，并监测血糖，预防低血糖的发生。

4) 高钠血症：通常是因为水分丢失过多，应逐渐增加膳食的浓度与量，并监测血清钠及尿素氮的水平，严格记录患者出入量。

5) 低钠血症：也较常见，常伴水肿。主要原因有：静脉输液过多，患者通常体内水负荷增多，总钠水平也增高。治疗上不应继续补钠，而是限制液体摄入。

(3) 反流和误吸：主要是咽部刺激引起胃食管括约肌功能异常，导管穿过贲门。意识不清或呕吐反射减弱的患者更易发生。年老体弱者发生误吸易导致吸入性肺炎。

为了减少误吸的风险，患者喂养时应抬高床头超过30°，喂养结束后应保持这种姿势30分钟。另一方面，胃内食物潴留可使误吸风险增高。在每次输注肠内营养液前及输注期间，应每隔4小时抽吸并估计胃内残留量，若残留量＞150 ml，应暂停输注，必要时加用胃动力药物。一旦发生误吸，应立即停止鼻饲，取右侧卧位、头部放低，鼓励患者咳嗽，利于排出吸入物和分泌物，必要时行气管镜吸出。

(4) 置管并发症：经鼻胃管长期放置后可引起鼻翼部糜烂、咽喉部溃疡、感染、声嘶、鼻窦炎、中耳炎等并发症。因此，需要做好预防感染的工作：保持鼻腔干净，及时清理鼻腔分泌物，于鼻腔滴液状石蜡润滑，减轻胃管对鼻腔黏膜的摩擦；同时保持口腔清洁，每天口腔护理2次，并观察口腔黏膜情况，以防发生鼻窦炎、腮腺炎等；为减轻由于鼻胃管刺激引起的咽部充血水肿，可给予每天雾化2～3次。

58.肠外营养常见并发症及处理方式

(1) 机械性并发症：包括置管失败、气胸、动脉损伤、空气栓塞、血胸、心包积血或心包压塞、心律不齐、中心静脉栓塞，膈神经、迷走神经、喉返神经和气管丛损伤，胸导管损伤和乳糜胸。这些并发症需要临床专业人员恰当处理，有的并发症需要紧急处理。

(2) 感染性并发症：感染原因最多见的是导管来源和肠道来源。

1) 导管感染：是最常见的中心静脉输注途径相关并发症，而血栓性静脉炎和导管闭塞是最常见的周围静脉输注途径相关并发症。由于插管处皮肤的污染、输入液的污染，病菌经血行种植于导管可引起导管脓毒症。当患者突然有原因不明的寒战、高热、置管处皮肤红肿热痛时应考虑到导管性脓毒症的发生。此时应先行输液袋内液体的细菌培阳和血培养并更换新的输液袋及输液管进行输液；观察8小时，若发热仍不消失，可拔出中心静脉导管，导管端送培养；若24小时高烧仍不退，则考虑拔出静脉置管。导管性脓毒症的预防措施为：放置导管应严格无菌技术，避免中心静脉导管的多用途，如不应用于输注血制品、抽血及测压；应用全营养混合液的全封闭输液系统；置管后进行定期导管护理。

2) 肠源性感染：长期肠外营养时肠道缺少食物刺激易影响胃肠激素分泌，以及体内谷氨酰胺缺乏，导致肠黏膜萎缩，造成肠屏障功能减退、衰竭，严重的会导致肠内细菌、内毒素移位，引起肠源性感染，最终导致多器官功能衰竭。因此，应考虑应用强化谷氨酰胺的肠外营养液和尽早恢复肠内营养。

(3) 代谢性并发症

1) 补充不足所致的并发症：临床最常见的是血清电解质的紊乱，如低钾血症、低钠血症、低磷血症，还有微量元素、必需脂肪酸的缺乏。因此，需密切观察相关临床表现，定期复查血清电解质水平，及时复查。

2) 糖代谢紊乱：主要表现为血糖异常升高，严重者可出现渗透性利尿、脱水、电解质紊乱、神志改变，甚至昏迷。患者出现心率加快、恶心、呕吐、头痛时，可能是输液速度较快所致。若发生该症状，应立即停输葡萄糖溶液或含有大量糖的营养液。注意肠外营养支持时，葡萄糖的输入速度应小于5 mg/(kg·min)，并及时监测血糖。

3) 脂肪代谢紊乱：表现为发热、急性消化道溃疡、血小板减少、溶血、肝脾大、骨骼肌肉疼痛等。一旦有此类症状，应立即停用。通常要求20%的脂肪乳剂250 ml需输注4～5小时。

4) 肝功能异常：表现为转氨酶升高、碱性磷酸酶升高、高胆红素血症，此外尚可引起胆汁淤积、胆囊内胆泥和结石形成等。

(4) 血栓性浅静脉炎：多发生于经外周静脉输注营养液时。可见输注部位的静脉呈条索状变硬伴红、肿、热、痛。因此，要尽量避免外周静脉输液次数过频，减少其对血管的刺激，最好能以中央静脉为通路输液。

59.肠外营养制剂配制及使用要求

肠外营养制剂的配置应严格按照无菌操作执行，在层流装置的超净工作台上或经紫外线空气消毒后的结晶专用小室进行。配制时应注意：① 将电解质、微量元素、胰岛素加入葡萄糖或氨基酸溶液中，将磷酸盐加入氨基酸溶液中，脂溶性维生素和水溶性维生素加入脂肪乳剂中，将含有添加剂的氨基酸、葡萄糖与脂肪乳剂分别经 3 L 袋的 3 个输入口先注入葡萄糖和氨基酸，最后混入脂肪乳剂。② 配制应不间断地一次完成，并不断摇晃使之混合均匀。③ 氨基酸、葡萄糖、脂肪乳的容量比为 2∶1∶1 或 2∶1∶0.5，总容量大于 1.5 L，混合液中葡萄糖的最终浓度为 10% ～ 20%。

(1) 配置好的肠外营养液应在 24 小时内使用，暂不使用时应置于 4℃ 保存，并于 24 小时内用完。

(2) 肠外营养液输注过程中要严格控制滴速，经中心静脉输入的液体，渗透压可较血浆渗透压高 5 ～ 6 倍，达 1 500 ～ 1 800 mmol/L。不能在短时间内大流量输入，必要时使用输液泵来控制滴速。输液过程中要对患者进行监测，如体重、血糖、氮平衡等一系列指标。由于营养液成分复杂，可能会出现分层的现象，即凝乳状态，此时溶液中出现了游离的脂性油滴，此时油滴颗粒较大，不宜输入。营养液输注有持续输注发和循环输注法。持续输注法是将 1 天预定输入的液体在 24 小时内均匀输注，由于热能及各种营养素的供应处于持续均匀状态，胰岛素的分泌较为稳定，血糖较稳定。但由于血清胰岛素持续处于高水平状态，阻止了脂肪分解，促进了脂肪和糖原合成，可出现脂肪肝甚至肝酶的升高。还有种输注方法是循环输注法，将全天的营养液在 12 ～ 18 小时内输完，优点是预防或治疗持续输注所致的肝毒性，通过恢复患者白天正常活动改善了生活质量，适用于已经稳定接受持续肠外营养且需长期接受肠外营养支持的患者，尤其适用于在家实施肠外营养的患者。

60. 再喂养综合征怎样预防和治疗

再喂养综合征是对长期饥饿或者营养不良的患者重新开始喂养后所引起的与代谢紊乱相关的严重水电解质紊乱、葡萄糖耐受性下降和维生素缺乏的一组综合征。

再喂养综合征后果严重,可致命,必须做好积极的预防工作。

(1) 治疗前对有发生再喂养综合征危险因素的患者进行甄别,在其营养治疗之前应检查电解质水平,纠正电解质紊乱,必要时可延迟营养治疗12 ～ 24小时,低钾、低磷者先静脉补充磷酸钾或磷酸钠。

(2) 经验性补充磷、钾、镁、B族维生素、复合维生素B。

(3) 检查心电图。

(4) 设计营养治疗方案时应适当升高热量供应中脂肪的比例,因为脂质代谢不会直接引起高胰岛素血症,不需消耗磷。

(5) 缓慢递增热氮量。

(6) 水和钠的供给量可以是理论量的60%。

(7) 输注大分子物质,以稳定血浆胶体渗透压。

对于再喂养综合征的治疗,治疗第1 ～ 3天为液体复苏期,应预防低血糖、低热量、脱水,评估补液量的耐受情况,预防性补充B族维生素等物质。第4 ～ 6天为代谢异常恢复期,在此期间必须保证水、电解质、微量元素平衡,热量供给为62.79 ～ 83.72 kJ/ (kg · d) [15 ～ 20 kcal/ (kg · d)] 。

虽然再喂养综合征是潜在的致命疾病,但通过补磷、补充维生素等方法预防和治疗的效果较好,尤其是补充磷元素,尤为关键。住院期间如发生低磷血症将延长住院时间并增加住院期间病死率。

61. 肿瘤恶病质患者如何营养支持治疗

癌症恶病质最好的治疗方法就是治愈癌症,这样可以完全逆转恶病质进程。但事实上,大部分癌症恶病质患者都难以治愈。目前认为,癌性恶病质的治疗应该是多方面的综合治疗,包括药物治疗、营养支持治疗、锻炼和分子靶向治疗等。癌症恶病质患者常合并厌食、能量及营养摄入减少、进行性体重下降和营养不良。目前认为,尽管单纯的营养支持难以完全逆转恶病质的发生和进程，但通过增加营养物质的摄入在一定程度上可以缓解这一进程。营养支持可以维持机体营养和功能状况，提高患者对各种抗肿瘤治疗的敏感性和耐受力，延缓恶病质进程，改善生活质量。另一方面，关于药物治疗，目前抗恶病质临床药物着重于刺激食欲、促进机体合成代谢、抑制和(或)拮抗炎症相关细胞因子、抗感染治疗、减少骨骼肌消耗等措施。

62. 肿瘤患者胃口不好该怎么办

肿瘤患者在康复期和治疗期间会出现相关副反应，如疼痛、恶心、便秘等，从而引起食欲下降。食欲下降可导致体重丢失和机体免疫力下降，更加不利于康复和治疗，因此需要引起积极重视，在食疗方面可以通过以下几点来改善。

(1) 少食多餐，提供高能量、高蛋白质饮食或营养补充品。

(2) 更换食谱，尝试用各种温和的调味料，经常更换烹饪方式与形态，增强色、香、味的体验。

(3) 餐前不宜长久坐卧不动，应做适量的运动(比如散步)来帮助增强饥饿感，同时可食用开胃食物。

(4) 进餐时应保持愉快的心情，选择自己喜好的餐具，进餐时可以观看喜欢的电视节目或者播放轻音乐。

(5) 用餐时少喝水，避免过早产生饱腹感，可先食用固体食物，再饮用液体汤汁或饮料。

(6) 若感觉疲劳，应休息片刻，待体力恢复后再进食。

(7) 尽量少摄入油腻食物。

(8) 每天补充适量的维生素、矿物质、水分。

(9) 使用大的碗碟盛食物，显得分量不多。

(10) 多吃新鲜蔬菜与水果。不但可以增加抵抗力，而且还可增加食欲。有些患者认为应忌食生、冷食物，但对水果与蔬菜类应视情况对待。术后初期可吃菜汁和少量易消化的水果，每次量不宜多，应少量多餐。胃肠功能基本恢复后可以吃一些清淡爽口的生拌凉菜和水果，特别是在化疗、放疗期间，具有明显的开胃作用。

(11) 保持乐观情绪。人们都知道，心情不好时，胃口就不好，癌症患者更是如此。虽然患上了难治的顽症,但是要坚信现代医学技术是能将大部分的癌症治好的。患者应拥有战胜疾病的信心,主动配合医疗活动,这是避免消化与吸收不良的最佳措施。

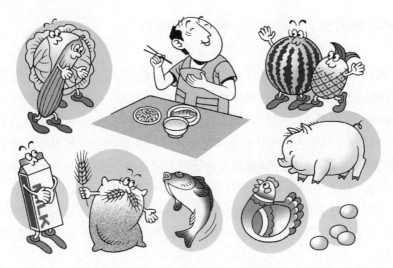

·少食多餐,进食高蛋白质饮食·

63. 肿瘤患者食欲下降有什么药物可以治疗吗

开胃药物可以改善厌食患者的食欲,这些药物包括孕激素类(如甲地孕酮、甲羟孕酮)和皮质类激素(如地塞米松、甲泼尼龙和泼尼松)。

甲羟孕酮是目前应用最广泛的刺激食欲药物,大量的临床试验证明其可以在短期内刺激患者食欲,增加体重效果显著,安全,副作用小,不影响生活质量。甲羟孕酮可能通过刺激神经肽Y的分泌,抑制恶病质相关促炎症因子的合成和释放而起作用。甲羟孕酮及甲地孕酮均可短期内刺激患者食欲,增加患者体重,明显改善患者的生活质量。指南推荐甲地孕酮起始剂量为160 mg/d,若疗效不明显,可增至480 mg/d,超过此剂量并不能带来明显疗效。

皮质醇激素也能促进肿瘤患者食欲,提高生活质量。目前推荐甲泼尼龙的剂量为32 ~ 125 mg/d,泼尼松的剂量为10 mg/d,地塞米松的剂量为3 ~ 8 mg/d。

甲氧氯普胺是一类多巴胺受体拮抗剂,可以改善肿瘤恶病质患者长期的恶心、呕吐、早饱等症状，尤其适用于自主神经功能紊乱和接受阿片类治疗的患者。它有利于改善恶心症状，但在增加能量摄入和改进食欲方面的疗效并不明显。

64. 肿瘤患者出现恶心、呕吐如何是好

恶心、呕吐是肿瘤患者常见的临床症状，尤其常见于接受放疗、化疗后及晚期肿瘤患者。放疗可引起继发性脑水肿、颅内压增高；放射线可损伤胃肠道黏膜，引起恶心、呕吐。化疗药物也可引起胃肠道黏膜损伤，可直接兴奋呕吐中枢，导致恶心、呕吐。有疼痛的患者使用阿片类止痛药也可刺激中枢化学感受器，诱发恶心、呕吐。晚期肿瘤患者由于肿瘤侵及多个系统，长期消耗和恶病质消耗状态可出现电解质紊乱、酸碱平衡失调等病况，均可引起恶心、呕吐。

恶心、呕吐必然会导致患者食欲下降、营养不良。除了治疗原发病、使用预防性和补救性止吐药物外，合理的饮食结构调整和营养支持治疗也是极其必要的。

对于恶心、呕吐的患者，饮食应以清淡、易消化、少吃多餐为主。两餐之间若反应轻微，可吃些开胃点心。假如不爱吃红肉，可以吃些富含蛋白质食品，如鸡、鱼、虾等。同时可吃些香味浓厚的柠檬或薄荷糖，喝喜欢的饮料和汤水，如肉汤、果汁、茶等，放凉后慢慢饮用，以减少其味道的刺激。避免进食过甜、过咸、油腻、辛辣食物。晚期肿瘤患者常常伴有恶病质，故饮食上应给予高蛋白质、高热量、易消化吸收的食物。对于恶心、呕吐较为频繁、完全不能经口进食的肿瘤患者，可给予鼻饲或者通过鼻肠管给予肠内营养。如果患者不能进食，又不适合肠内营养，应该给予全胃肠外营养，补充每天所需能量及必需的营养元素。

总之，恶心、呕吐会影响营养吸收，营养不良又影响治疗肿瘤治疗的正常进行。因此，改善饮食习惯及结构，加强营养支持是十分必要的。

65. 患者出现腹胀应注意什么

腹胀是一种主观上的感受，自觉腹部一部分或全腹胀满不适，通常伴有相关的症状，如呕吐、嗳气等。腹胀虽不是恶性疾病，但对人体危害不容忽

视。腹胀可引起横膈升高、胸腔变小、肺呼吸功能受到抑制从而引起呼吸困难；横膈升高还会使心脏的舒张和收缩功能受到影响；腹胀时胃内容物减少，引起进食减少，可引起水电解质紊乱。无论如何，腹胀会加重患者的身心负担，营养治疗，影响生活质量，缩短生存期。

肿瘤患者腹胀的主要原因是腹腔内的实质性占位病变，如消化道肿瘤、盆腔肿瘤、肝脏肿瘤，可导致消化道梗阻，也可导致腹腔积液产生压迫导致腹胀。除此之外，胃肠道积气及产气、低钾血症均可加重腹胀的程度。

对于肿瘤患者腹胀的治疗，除了原发病的治疗、给予胃肠动力药物、调整患者情绪之外，纠正不良饮食习惯、加强营养支持可明显改善患者的生活质量。饮食方面应注意以下几点。

(1) 尽量避免引起胀气的食物：如土豆、面食、豆类、薯类、萝卜、韭菜、卷心菜、花椰菜、洋葱、生蒜、芹菜。大米是唯一不产生气体的淀粉。

(2) 避免进食难消化的食物：坚硬的食物、炒制黄豆等不容易消化，在胃肠道滞留时间较长，可产生较多气体引起腹胀。

(3) 避免含气的液体饮料：如啤酒、汽水等容易将气体滞留在肠道内，引起肠道积气。

(4) 适度补充膳食纤维：膳食纤维不被任何酶消化，而且通过结肠细菌的发酵，产生短链脂肪酸，营养肠道黏膜，增加粪便体积，减少粪便在肠内停留时间，减少肠道对毒素的吸收；同时，可调节肠道菌群紊乱，软化大便并刺激大便排出，避免便秘引起的肠道积气。但是，也不宜食用过于粗糙的膳食纤维和过量食用膳食纤维，可能会加重患者梗阻。

(5) 养成良好的饮食习惯，避免狼吞虎咽、进食太快或边走边吃等坏习惯，避免常用吸管喝饮料，避免多嚼口香糖，会使大量空气进入胃内，引起腹胀。

(6) 低钾血症患者严重时可有腹胀、麻痹性肠梗阻等症状，应进食富含钾的食物，水果有香蕉、橙、柑橘、山楂、葡萄、枣、桃、西瓜等；蔬菜有番茄、冬菇、白菜等；肉类有瘦肉、黑鱼、禽肉类。补充钾的同时也需要镁的帮助，因此可搭配摄入沙丁鱼、干香菇、海带、豆腐等食物。

66. 肿瘤患者出现腹泻时该如何进行营养补充

腹泻的定义是粪便稀薄（含水量超过80%），且次数增加（每天超过3

次),排粪量增加(每天超过200 g)。许多肿瘤患者常常出现腹泻,医学上称为"肿瘤相关性腹泻"。这种腹泻可以是肿瘤本身所致,也可以是各种治疗手段引起。它严重影响患者的生活质量和治疗效果,严重者甚至可危及生命。特别是中晚期消化道肿瘤患者一般状态欠佳,如果长时间腹泻会导致患者出现脱水、电解质紊乱、营养不良、免疫功能下降、消化道感染等并发症。

化疗相关性腹泻主要是一些易导致腹泻的药物(伊立替康、氟尿嘧啶、卡培他滨、多西他赛等)引起,大多为无痛性腹泻或伴有轻度腹痛,常出现喷射性水便,一天数次至数十次,严重者可达2～3个月,需积极止泻。放疗相关性腹泻主要是腹腔或盆腔的放疗破坏肠壁黏膜,导致前列腺素释放和胆汁盐的吸收障碍,从而出现腹泻。还有一类是肠道感染性腹泻,主要是由于患者免疫功能受损,化疗时毒性反应导致肠黏膜缺血、缺氧,进而促进肠道细菌繁殖、移位而发生感染性腹泻。

肿瘤患者出现腹泻时,首先应积极寻找原因,使用合适的药物治疗。除此之外,因腹泻极易导致电解质紊乱及营养严重不良,应注意积极的营养补充。

(1) 要选择易消化、高蛋白质、高糖、低脂肪和低纤维的食品。

(2) 坚持少量多餐,多进食温和性食物,多喝温水,避免刺激性、过敏性、高渗性食品及过冷、过热及产气性食物。

(3) 要补充足够的液体,除酸奶外,减少其他奶制品的摄入,对乳制品敏感性强的患者禁用乳制品。

(4) 避免服用芦荟、番泻叶、鼠李草、亚麻子等致泻食物。

(5) 少吃容易胀气的食物,如碳酸饮料、口香糖、牛奶、大豆等。

(6) 多摄入富含钠、钾的食物,如橙汁、香蕉、猕猴桃等新鲜水果。

(7) 腹泻后注意多喝水,补充水分,预防脱水。

67. 肿瘤患者出现便秘应注意哪些问题

便秘是指排便困难或费力、排便不畅、排便次数过少或粪便干结且量少,便秘者可表现为每周排便少于3次,或者每天有排便,但相当费力,每次时间较长,量较少。肿瘤相关性便秘是恶性肿瘤患者常见的症状,便秘使患者的代谢终产物不能按时排出体外,可导致患者腹痛、腹胀、食欲缺乏,甚至可导致器质性疾病,也可增加心肌梗死、高血压、脑血管意外的发生概率,影响患者的治疗效果和生活质量。

手术后长期卧床可引起便秘。化疗患者使用的部分化疗药 (长春新碱、紫杉类) 及止吐药 (5-羟色胺受体拮抗剂) 均有抑制肠道蠕动的副作用,可致胃肠道功能紊乱,导致便秘。肿瘤患者放疗期间由于多种并发症使活动减少,久而久之直肠牵张感受器失去对粪便的敏感性,干扰正常的排便习惯。

肿瘤患者出现便秘时,除了积极寻找原因及诱因、合理使用药物外,还应注意运动及饮食调理。

(1) 适当增加锻炼,帮助进行适当的活动和锻炼,促进新陈代谢,加快肠蠕动,促使粪便排出。亦可用温水泡脚,同时按摩足底刺激双足的小肠、结肠、肛门等反射区,促进肠蠕动利于排便。

(2) 进食易消化、清淡的食物,少量多餐,鼓励多食用粗粮及低脂肪、高纤维素食物 (富含纤维素的食物有芹菜、菠菜、豆芽、玉米、胡萝卜及海藻类)。

(3) 增加水的摄入量,保证每天液体摄入量在 2 ～ 3 L,睡前可喝 1 杯蜂蜜水或清晨空腹喝 1 杯淡盐水。蜂蜜有清热解毒的功效,能减少化疗药物所致的不良反应,长期服用可预防便秘的发生。

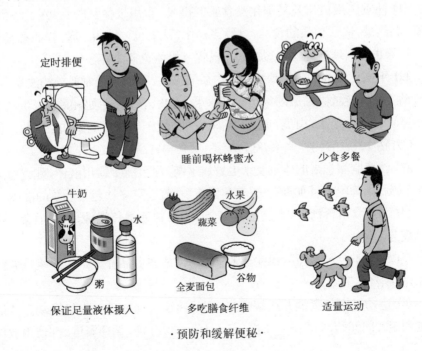

·预防和缓解便秘·

(4) 适量食用酸奶,其所含益生菌可刺激肠道蠕动,增加粪便湿润度,防止便秘。

(5) 食用产气食物,如洋葱、萝卜等可刺激肠蠕动。

(6) 多食苹果、梨、蜂蜜、决明子有润滑肠道的作用,核桃仁富含脂肪、蛋白质、磷、铁、胡萝卜素、维生素B_2(核黄素)等成分,也可润肠通便,长期服用可预防便秘的发生。

68. 良好的营养可缓解疲劳

疲劳是一种非特异性症状,对于健康人,疲劳是提示人体休息的必不可少的感觉。然而,诸多疾病会引起疲劳。癌症相关性疲劳是由于肿瘤本身或相关治疗引起患者长期紧张和痛苦而产生的一系列主观感受,严重影响肿瘤患者的生活质量和康复进程。

肿瘤及相应治疗会影响患者对食物的摄入和吸收,影响机体营养状态,增加疲劳的可能性。而肿瘤患者发生疲劳时,良好的营养状态可加强机体免疫力,缩短疲劳持续的时间,减轻疲劳的程度。建议如下。

(1) 注重高蛋白质及易消化类食物的摄入,食用较便利的食物以及营养丰富、高热量、高蛋白质的食品,食物多样化,注重色、香、味、形,提高患者食欲。指导患者合理搭配饮食,加强营养,提高机体免疫力。

(2) 平衡正餐与加餐中糖类和蛋白质的摄入,有助于控制血糖的波动,进而有助于维持能量。健康的糖类包括水果、谷物、淀粉、牛奶和酸奶;蛋白质包括坚果、蛋类、芝士、肉类、鱼类、猪肉、牛奶、酸奶、豆腐、豆浆和蛋白粉。例如,在加餐时进食酸奶伴坚果,既含糖类,又含丰富蛋白质。

(3) 注意监测患者的体重及水电解质平衡,尽可能多饮用液体,建议每天至少8杯。因为脱水可加重乏力,若体重有所降低,可多饮包含热量的液体。

(4) 不要食用含糖食物,这些食物会让自己快速增长能量,但过后会觉得更加疲劳。

(5) 注意不要过多摄入维生素和矿物质,某些食品补充剂会影响抗肿瘤效果,影响身体健康。

(6) 运动可增加食欲并缓解疲劳,因此建议合理地进行有氧运动。从低强度和短时间开始,每周3～5次,每天15～30分钟,循序渐进,并使用放松技巧,可使全身骨骼肌张力下降、呼吸频率和心跳减慢,并有心情愉悦、全身放松的状态。

69. 肌肉减少症患者如何开展营养支持治疗

(1) 营养支持:营养支持能够一定程度上提高老年人、慢性消耗性疾病等容易发生营养不良人群的生活质量。因此,不少研究者认为营养干预,特别是增加机体蛋白质和氨基酸的摄入,对肌肉减少症的预防甚至治疗有一定的作用。

(2) 运动:体育运动对生理功能的维持有积极作用。已经有不少研究证实,体育锻炼对改善肌肉减少症患者肌肉量及其功能有显著功效。即使是做家务,也可以有效地预防肌肉的减少和萎缩,并在一定程度上预防跌倒和活动能力减退的发生。

(3) 补充维生素D:应该作为肌肉减少综合征的联合治疗措施,可有效预防肌肉减少及骨折风险。

(4) 药物治疗:已有不少研究者根据已知的发病因素及潜在机制,应用不同的措施对肌肉减少症进行干预治疗并取得了一定的成绩,如应用性激素(睾酮等)或生长激素、应用雄激素或生长激素受体调节剂、应用非甾体类抗炎药物(塞来昔布)等。

70. 脂肪超载综合征怎么处理

脂肪乳剂作为一种静脉营养制剂,可提供热量及必需脂肪酸,且无氨基酸及糖类溶液升高渗透压的缺点,适用于需要高热量、合并肾损害、禁用蛋白质的患者,以及由于某种原因不能经胃肠道摄取营养的患者,在肠外营养支持中起关键作用。

脂肪超载综合征是由于脂肪乳输注速度和(或)剂量超过机体的脂肪廓清能力,以甘油三酯升高为特征的综合征。临床表现主要为肝脾大、黄疸、低蛋白症、发热、急性呼吸窘迫综合征(ARDS)、代谢性酸中毒、血小板减少、出血、弥散性血管内凝血(DIC)等。高龄患者由于对药物的代谢及排泄能力有所减弱,更容易在输注脂肪乳剂后出现不良反应。

对于必须应用脂肪乳剂提供长期肠外营养支持的患者,应密切注意其脂肪廓清能力及肝功能,每周监测其血常规、红细胞沉降率(血沉)及甘油三酯(三酰甘油)等指标;对于有严重急性肝损害及代谢紊乱,特别是脂肪代谢紊乱(如严重高脂血症)的患者禁用脂肪乳剂。同时,在使用脂肪乳时,要严格控制脂肪乳每天输注总量、输注速度、输注浓度及输注时限。此外,对于重症患者,经胃肠道给予营养支持应是优先考虑的方式,因为通过此方式可获得与肠外营养相似的疗效,且在减少并发症(如全身感染)及降低费用方面较全肠外营养更具优势。因此,一旦患者病情许可,应尽快过渡为肠内营养支持。

脂肪超载综合征以高脂血症为特点,一旦发现患者出现急性发热、恶心、呕吐、心悸、出汗、呼吸急促、咳嗽或咯血、急性消化道溃疡、自发性溶血、肝脾大、黄疸、骨骼肌肉疼痛等症状,实验室检查发现血红蛋白水平下降、白细胞增多、血清甘油三酯升高、血小板和凝血功能异常、纤维蛋白降解产物增加、肝功能损害等,可高度怀疑脂肪超载综合征的发生,应立即停止输注脂肪乳或含脂肪乳的肠外营养液,同时监测血脂。若发生溶血等并发症可考虑输注红细胞、血红蛋白、冰冻血浆等方法。

71. 肿瘤患者贫血怎么办

贫血是指外周血中单位容积内红细胞数减少或血红蛋白浓度降低,致使机体不能对周围组织细胞充分供氧的疾病。肿瘤相关性贫血主要是指肿瘤患者在其疾病的发展过程中以及治疗过程中发生的贫血。肿瘤相关性贫血发生的原因是多方面的,包括肿瘤本身所致、机体的营养吸收障碍以及肿瘤患者接受长期多种治疗引起由红细胞生成减少、红细胞破坏过多、失血或其他原因。

肿瘤贫血严重程度分级

级　别	Hb（g/L）		
	NCI	WHO	中国
0级（正常）	正常值*	≥110	正常值*
1级（轻度）	100至正常值*	95～109	91至正常值*

（续表）

级　别	Hb（g/L）		
	NCI	WHO	中国
2级（中度）	80～100	80～94	61～90
3级（重度）	65～79	65～79	31～60
4级（极重度）	＜65	＜65	＜30

* 男性＞120 g/L，女性＞110 g/L。

　　贫血对肿瘤患者的影响主要表现为降低生活质量、缩短生存期、增加死亡风险及影响治疗效果。

　　研究证实肿瘤相关性贫血和乏力是导致肿瘤患者生活质量下降的一个重要因素。另一方面，经过治疗贫血改善后患者的生活质量也随之改善。

　　贫血会影响机体的营养状态，引起食欲减退、腹胀、恶心等消化系统症状，影响胃肠道黏膜的增生与修复，影响营养物质的摄入和吸收；乏氧时肿瘤代谢改变可导致加重肿瘤生长、侵袭转移和治疗抵抗，进而缩短生存期，增加死亡风险。

　　肿瘤相关性贫血会加剧肿瘤乏氧，乏氧不仅产生影响肿瘤播散的蛋白质组学改变，导致肿瘤恶性进展，同时乏氧也会影响多种抗肿瘤治疗的效果，从而影响肿瘤患者的预后。当肿瘤氧分压低于25～30 mmHg时，放射敏感性明显下降；乏氧也可以导致肿瘤细胞对化疗药物的耐药。

　　出现了肿瘤相关性贫血，应该采取以下措施。

　　(1) 营养支持：针对肿瘤患者营养代谢状态的改变，适当补充各种营养素的供给量并进行合理配比。

　　(2) 合理补充造血原料：确定病因后合理补充铁剂、叶酸、维生素 B_{12}。通过膳食补充的铁：亚铁红素和非亚铁红素。亚铁红素铁存在于天然含有血红蛋白的动物类食物中，如红肉、鱼肉和猪肉，非亚铁红素主要存在于植物食品中，如富含维生素C的橙子、花椰菜、草莓、葡萄柚等。由于亚铁红素比非亚铁红素更易吸收，因此素食者的铁需求量是非素食者的1.8倍。目前常用的口服铁剂有硫酸亚铁、富马酸铁、葡萄糖酸亚铁、琥珀酸亚铁，临床应用较多的是硫酸亚铁，餐后服用胃肠道反应小且易耐受。若口服不能耐受，可选择注射用铁剂，主要有右旋糖酐铁和山梨醇枸橼酸铁等。高脂肪食物能抑制胃酸分泌,不利于铁的吸收,不宜多吃。含有鞣酸的食物如菠菜、柿子等,能与铁结合形成难溶的铁盐,从而妨碍铁的吸收;碱性食物如黄瓜、胡萝卜、苏打饼干等,可中和胃酸,降低胃内酸度,不利于铁的吸收;乳制品、豆制品、花生仁、核桃仁、海带、芝麻酱、动物肝脏、蛋等食物中含钙、磷较多,因钙、磷可与铁形成不溶性复合物,也可影响铁的吸收。所以,进食这些食物时最好与服铁剂的时间间隔 1 ~ 2 小时。碳酸饮料如各种汽水等,以及碳酸氢钠、氢氧化铝等碱性药物都可中和胃酸降低胃内酸度,不利于铁的吸收,不宜与铁剂同时服用。通常口服铁剂 2 ~ 3 天后,血液中网织红细胞数即开始上升,5 ~ 7 天达到最高峰,2 ~ 3 周后逐渐下降至正常,为铁剂治疗有效的指标。血红蛋白一般在治疗 1 ~ 2 周后逐渐回升,通常于治疗后 3 ~ 4 周达到正常。由于铁剂可与肠道中的硫化氢结合而形成黑色的硫化铁,服用铁剂后,大便颜色会变黑,这是正常现象,停药后会自然消失。

(3) 红细胞生成刺激因子 (EPO):在机体中负责调节红细胞生成,在调节红细胞产生速度上发挥重要作用,能提高肿瘤性贫血患者的血红蛋白和血细胞比容,减少输血需求,提高患者的生活质量。

(4) 输血:在肿瘤相关性贫血的患者的血红蛋白水平明显下降至 70 g/L 或 80 g/L 之前,原则上不应考虑输血治疗。而当 Hb < 70 g/L 或临床急需纠正缺氧状态时,或对 EPO 治疗无效的慢性症状性贫血以及在没有时间和机会接受 EPO 治疗的严重贫血可考虑输血治疗。

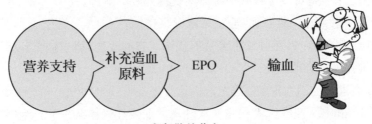

·积极防治贫血·

72. 肿瘤患者白细胞减少怎么办

血液中的白细胞是人体防御细菌入侵的"巡逻兵"。当细菌等异物入侵时,白细胞便进入被入侵部位,将细菌包围、吞噬、消灭,故白细胞有人体"白色卫士"之称。白细胞数减少,就会削弱人体抗菌能力,容易受感染。

恶性肿瘤患者经周期性化疗后,经常会出现白细胞减少或缺乏使正常化疗周期难以完成,长期的白细胞缺乏是导致严重感染甚至死亡的主要原因。白细胞减少症指外周血白细胞绝对计数持续低于$4.0×10^9$/L。中性粒细胞是白细胞的主要成分,所以中性粒细胞减少常导致白细胞减少。外周血中性粒细胞绝对计数,在成人低于$2.0×10^9$/L时称为中性粒细胞减少;严重者低于$0.5×10^9$/L时,称为粒细胞缺乏症。一般轻度减少的患者临床上不出现特殊症状,多表现为原发病症状。中度和重度减少者易发生感染和出现疲乏、无力、头晕、食欲减退等非特异性症状。白细胞减少可出现各个系统的感染,包括呼吸系统、消化系统、泌尿系统的感染,甚至发生败血症,影响生命;白细胞减少也可限制肿瘤放化疗的治疗,加重肿瘤发生。

白细胞减少时除了药物性升白细胞、预防感染、更改治疗方案的措施外,营养支持也至关重要。

(1) 肿瘤患者的营养需求分为日常基本需要和因肿瘤生长、感染及治疗所需增加的营养需要,所以各种营养素的供给量要高于推荐量,特别是优质的动物蛋白质,如鱼肉、鸡肉、鸡蛋,其他还需补充乳品类、新鲜蔬菜与水果。

(2) 肿瘤患者术后预防白细胞减少,可在可以进食后逐渐增加进食量,以低脂肪、高蛋白质、高维生素和矿物质为主,选择富含优质蛋白质的鱼肉、鸡肉、鸡蛋、牛奶、豆制品及富含维生素及矿物质的新鲜蔬菜与水果。

(3) 化疗后的患者易出现白细胞减少,若有恶心、呕吐等消化道反应宜选择清淡饮食并富含营养、易消化,宜多食血和肉等,烹制上以煮、炖、蒸等方法,选择动物内脏、瘦肉、蛋黄等含铁质较多的食品。同时多进食菇类,因其富含多糖类,对提高人体免疫力有较大功效。

(4) 放疗后患者易出现胃口较差、吞咽疼痛等感觉,宜选用半流质及易消化的食物,肉类可切细或炖烂,蔬菜与水果若无法下咽可榨汁。放疗后宜选用高蛋白质、高热量的饮食以补充消耗,可多选择瘦肉、鸡肉、鱼肉、鸡蛋、豆腐等含优质蛋白质丰富的食物。

73. 对肝性脑病的患者进行营养支持治疗有哪些注意点

肝性脑病又称肝性昏迷,为严重肝病引起,是主要以意识障碍为主的中枢神经功能紊乱,有急性与慢性脑病之分,前者多因急性肝功能衰竭后肝脏的解毒功能发生严重障碍所致;而后者多见于慢性肝功能衰竭和门体侧支循环形成或分流术后,来自肠道的有害物质,如氨、硫醇、胺、芳香族氨基酸等直接进入体循环至脑部而发病。对于肿瘤患者,肝癌及其他肿瘤终末期所致肝功能严重受损均有肝性脑病的风险。

肝性脑病的治疗应根据患者所处病程的不同阶段采取相应的营养治疗方案。前驱期选用易消化的低蛋白质、低脂肪、低盐、高糖的流质或半流质饮食。嗜睡或昏迷期需采用鼻饲肠内营养,必要时辅以胃肠外营养。

对于肝性脑病的患者,首先应保证充足的热量。对于各类营养素,建议如下。

(1) 蛋白质:建议暂不宜供给动物蛋白质,应补充植物蛋白质,如豆类(黄豆含较多支链氨基酸)。如开始增加动物蛋白质,要从乳类开始,其次是蛋类,最后是肉类。血氨中度增高的患者,第 $1 \sim 2$ 天低蛋白质饮食 [0.5 g/(kg·d),总量30 g/d] 好转后可逐渐增加,不超过 0.8 g/ (kg·d)。血氨重度增高伴精神症状或昏迷的患者,$48 \sim 72$ 小时给予完全无动物蛋白质膳食,以后每天从 $0.2 \sim 0.3$ g/ (kg·d) 开始,每天20 g,病情好转后可予以乳类。以后每隔 $3 \sim 5$ 天增加10 g,总量不超过 0.8 g/ (kg·d)。血氨不高但伴精神症状的患者,24小时内给予完全无动物蛋白质膳食,监测血氨,如血氨不高,证实昏迷与血氨无关,可逐渐增加蛋白质供给至1.0 g/ (kg·d)。

(2) 葡萄糖:建议按体重给足糖类。

(3) 脂肪:$30 \sim 40$ g,可采用脂肪乳化剂,避免腹泻。

(4) 全面补充维生素和矿物质。

(5) 监测电解质,预防低钾血症。

(6) 宜用食物:① 能经口进食者可给予,葡萄糖、米汤、藕粉、米粉、果汁、果酱、细粮和少纤维的水果等提供糖类的食物;富含支链氨基酸的大豆制品为肝性脑病患者蛋白质来源的首选。② 昏迷、不能经口进食者,可给予鼻饲饮食或辅助静脉营养。开始时可暂时停用蛋白质摄入,以糖类作为能量来源,持续时间不宜超过3天。鼻饲方式可采用间歇滴注、连续泵控滴注或分次推注的方式。饮食内容为自制匀浆或肝病专用型肠内营养制剂。

(7) 忌用或少用食物:猪肉、牛肉、羊肉的蛋白质含芳香族氨基酸丰富,宜禁用;鸡肉、鸭肉和鱼中支链氨基酸含量比畜肉类多,可少量食用;牛奶和蛋类产氨少,随着病情的好转可适量选用并逐渐加量。

74. 肾功能较差的肿瘤患者如何进行营养支持治疗

某些晚期肿瘤患者行多次化疗后容易引起肌酐升高,出现肾功能不全的表现。此时,建议停止或者延迟化疗,给予相应的保肾等对症支持治疗。在此期间,患者有必要注意调整自身饮食结构或营养支持治疗,尤其是对于蛋白质摄入量的控制,其他方面还包括磷、嘌呤及脂质摄入的控制。

加重肾功能不全的危险因素主要有:高蛋白质饮食 [1.2 g/ (kg·d)]、营养不良、尿毒症毒素聚积、持续蛋白尿、血脂高、血压控制不佳、代谢性酸中毒等。

除了对于肾功能不全及严格控制血压、血脂、血糖外,患者需严格控制饮食,主要体现在以下几方面。

(1) 低蛋白质饮食:由于肾功能减退导致蛋白质代谢产物如尿素等排泄延缓,半衰期明显延长,因此延缓肾衰竭进展应采用低蛋白质饮食,建议一般蛋白质的摄入量以每天 0.6 g/kg 为宜,并以大豆蛋白为主。对于出现营养不良的慢性肾功能不全患者,可适量增加饮食中蛋白质的量。

(2) 磷的控制:慢性肾功能不全患者往往会出现高磷血症,血磷达到一定数值会明显增加慢性肾功能不全的死亡率。因此,慢性肾功能不全患者必须严格控制对磷的摄入量,建议 0.6 ~ 1.0 g/d。

(3) 嘌呤的控制:尿酸是嘌呤的代谢产物,尿酸过多,会造成高尿酸血症,可加重肾功能负担。因此,慢性肾功能不全患者应该控制嘌呤含量过高的食物,如动物肝脏等。

(4) 脂质摄入的控制:高脂血症在慢性肾功能不全中最为常见,高脂血症不但会加重肾脏负担,还会引起患者血管并发症,因此慢性肾功能不全患者应积极限制饱和脂肪酸的摄入。

(5) 保证充足的能量摄入:对于稳定的肾功能不全患者,经肠道热量摄入达到 565.10 kJ/ (kg·d) [35 kcal/ (kg·d)] 有助于改善氮平衡。

居家营养治疗

　　肿瘤患者更容易发生营养不良，更需要营养治疗。临床上很多肿瘤患者都有这样的疑问，比如"治疗前后在家怎么补充营养呀？""回家以后自己饮食方面该注意什么呢？""需要忌口吗？""有什么帮助治疗肿瘤的食物吗？"等等。确实，肿瘤患者除了遵医嘱治疗外，在家的饮食调理也尤为关键，甚至可能决定治疗能否继续下去，下面将为肿瘤患者解决心中的疑问。

75. 手术患者该怎么调理饮食

早期、中期肿瘤患者术前消化系统功能是健全的,在消化吸收能力允许的条件下应尽可能补充各种营养素,如优质的蛋白质、糖类、脂肪、无机盐和多种维生素。此阶段加强营养补充可提高身体素质、增强免疫力、防止或延缓恶病质的出现。如果在临床治疗以前较早行营养干预,机体可较全面地吸收营养素,该类状况较好的患者对手术耐受力较强,恢复能力亦较好。对于消化道肿瘤患者,若不能正常经口进食,可给予适当的营养治疗,如果口服途径不足以提供需要量的50%,且连续超过5天时,或有中度、重度营养不良时,应采用管饲。

消化道及腹部较大的手术后,肠道处于低功能状态,须禁食。在术后2～4天,如肛门排气,则提示肠道功能开始恢复,可给予少量的流质饮食。5～6天后可改为少量半流质饮食,这段时间内,饮食应清淡富于营养,并避免将食物粗渣带入流质中摄取。营养不良、消化功能欠佳的患者,初进食时选择易于消化与吸收的食物,还可口服要素膳食或辅以外周静脉注入氨基酸和脂肪乳。

术后的膳食应该以补充足够的营养为主要目的,以便改善病者的体质,增强抵抗力,有效防止肿瘤细胞的扩散和转移,延缓恶病质的出现。术后营养治疗原则宜以清淡、细软、容易消化吸收为主,在食物选择与进补时,不要急于求成,可从流质饮食开始,无明显不适反应时,再过渡到半流质饮食、普通饮食,选择饮食时,还应注意各种营养平衡,以利于术后机体的康复。首先,需要高热量、高蛋白质的食物,如乳制品、鱼类、豆制品等可促进伤口愈合,增强免疫功能。其次,需补充足够的糖类,如面条、馒头、米饭等。糖类是热量的主要来源,占总热量的60%～70%;如果术后不注意糖类的摄入,则饮食蛋白质可作为热量被消耗掉,对患者康复不利。此外,糖类易于消化吸收,对术后消化功能欠佳者尤为适宜。同时,还要多吃新鲜水果,以补充各种维生素和疏通大便。但不要吃太多容易产气的食物,如牛奶、鸡蛋等,以免引起腹胀。最后,术后营养,还需要配合适当的运动锻炼,这样可以加快营养素的吸收,提高机体免疫力。

76. 放、化疗该怎么补充营养

化疗及放疗具有一定副作用,可能影响食欲、食物耐受及营养素的吸收,因此良好的营养补充对于肿瘤患者较健康人更加重要。治疗前在清淡饮食的基础上要保证蛋白质、糖类及维生素的平衡吸收，主要选择低脂肪、高糖、高维生素和矿物质的饮食。每天饮食中包含谷薯类 (米饭、面食)、蔬菜与水果类 (600 ~ 800 g)、肉禽蛋类 (瘦肉或鸡肉或鱼肉50 ~ 100 g，鸡蛋1个)、奶及豆制品类 (牛奶250 ml，豆制品50 ~ 100 g) 以及油脂类 (约25 g) 五大类食物。每天可选择4 ~ 5餐，加餐以水果为主。

放、化疗期间由于对消化道的刺激作用，容易产生消化不良和食欲下降等不适，宜选择清淡且易消化的食物，而且每天食物摄入的总热量尽可能不低于正常人的最低要求。为了增强患者体质，提高抵抗力，治疗期间应配合丰富的营养食物，以提高人体对抗肿瘤药物不良反应的耐受程度。饮食应以高热量、高蛋白质为主，如鸡、鸭、鱼、虾、瘦肉、鸡蛋等。大米、小米、大豆、小麦、鸡、羊、牛肉是补气的食品，体虚患者可食用。鸭、鳖、鲫鱼、鲳鱼具有补益健脾的功能。香菇、金针菇、木耳、猴头菇具有一定的抗癌作用，并能提高机体免疫力。同时，也要进食新鲜蔬菜与水果，其内含丰富的维生素和微量元素，有一定的防癌抗癌功效。烹调时要注意色、香、味俱佳，并多吃煮、炖、蒸等易消化的食物，不吃油煎食物。进食可少量多餐，避免消化吸收障碍。关于饮水，化疗患者建议每天不少于 1 500 ml，既有利于纠正水电解质紊乱，又可加快体内化疗毒性药物的排出。放疗患者建议每天不少于2 500 ml，可使

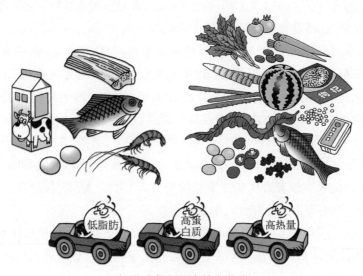

·放、化疗期间注意补充营养·

代谢物尽快排出体内。

放、化疗结束后的饮食对于患者尤为关键,可以帮助身体恢复元气,有足够的"本钱"对抗下一次治疗。食物应尽量做到多样化并保证营养均衡,多吃高蛋白质、多维生素、低动物脂肪、易消化的食物,主食粗细粮搭配,多吃新鲜水果、蔬菜,不吃陈旧变质或刺激性的食物,不喝碳酸饮料等,尽量避免吃熏、烤、腌制、油炸食品,防止腹胀、腹泻和便秘。为提高免疫功能,可食香菇、蘑菇、猴头菇、木耳等。

77. 晚期患者该怎么调整饮食

(1) 保证蛋白质的摄入:多数患者消化功能差,所以应当以流质饮食为主,每天少量多餐,保证优质蛋白质、高能量的摄入。蛋白质是人体极为重要的营养素,其营养作用在饥饿环境下显得特别重要,此时机体可以利用自身的蛋白质,特别是肌肉中的蛋白质,来产生能量以维持生命活动。所以要及时补充蛋白质,防止自身储备的进一步消耗导致重度营养不良,甚至恶病质。植物蛋白质中,谷类含蛋白质10%左右,豆类含有丰富的蛋白质,特别是大豆含蛋白质达36% ~ 40%,氨基酸组成也比较合理,在体内的利用率较高,是植物蛋白质中非常好的蛋白质。蛋类含蛋白质11% ~ 14%,是优质蛋白质的重要来源,奶类一般含蛋白质3.0% ~ 3.5%。患者可以根据喜好,合理调配蛋白质的饮食摄入,将食物做成糊状,便于吞咽。

(2) 加强B族维生素的摄入:B族维生素参与DNA合成,保持基因组稳定性,辅助DNA修复,调节细胞的增殖和死亡等,从而起到抗癌防癌的作用。维生素B_1的主要食物来源为豆类、糙米、牛奶、家禽。维生素B_2(核黄素)的主要食物来源为瘦肉、蛋黄、糙米及绿叶蔬菜,小米含很多的维生素B_2。维生素B_3的主要来源为动物性食物、肝脏、酵母、蛋黄、豆类,其中豆类中含量丰富,蔬菜与水果中则含量偏少。维生素B_5的主要来源为酵母、动物的肝脏、肾脏、麦芽和糙米。维生素B_6的主要来源为瘦肉、果仁、糙米、绿叶蔬菜、香蕉。维生素B_{12}的主要来源为肝、鱼、牛奶。

(3) 补充维生素C:可以提高机体的免疫功能,又是一种抗氧化剂,广泛参与机体细胞间质的合成与解毒。因某些化学物质只有被氧化后才会转化为致癌物,维生素C可以阻断这些致癌物的产生。

(4) 饮食多样化、细软、勿辛辣刺激：对食欲差的患者,同时要注意色、香、味的搭配,注意食物的感官性状,如色、香、味等调配要适当。同时尽量少吃有刺激性和粗糙的食物,避免刺激局部加重症状和划破创面引起出血。

78. 肿瘤患者的饮食原则

总体来讲,肿瘤患者应该掌握以下五大营养原则。

(1) 注意膳食平衡：膳食平衡是维持机体免疫力的基础,普通食物是机体营养素的最好来源,对于存在营养不良等临床情况的患者应进行个体化的营养治疗。

(2) 食物多样化、搭配合理化：要保证摄取均衡全面的营养,每天食物多样化是必需的,即按照中国居民平衡膳食宝塔展示的五大类食物的比例进行搭配。

(3) 少量多餐、吃清淡易消化的食物：对于放、化疗及手术后的患者,由于消化功能减弱,增加进餐次数可以达到减轻消化道负担,同时增加食物摄入量的目的。

(4) 不宜过多忌口：忌口应根据病情、病性和不同患者的个体特点来决定,不提倡过多的忌口。一般患者需限制或禁忌的食物有油炸、烟熏烧烤、辛辣刺激、油腻生硬的食物等。

(5) 多选择具有抗癌功效的食物,多吃蔬菜与水果类 (如芦笋、胡萝卜、菠菜、番茄、薯类、猕猴桃等)、大豆及其制品类、食用菌、坚果、海藻类、薏苡仁、牛奶、鸡蛋等食物。

79. 出院后的康复建议有哪些

(1) 保持理想体重,使之不低于正常范围的下限值,每2周定时 (早晨起床排便后空腹) 称重一次并记录。任何不明原因 (非自主性) 的体重丢失 > 2%时,应该及时回医院复诊。

(2) 节制能量,每餐7～8分饱最好,不能过多,也不能过少,非肥胖患者以体重不下降为标准。但是切忌饥饿。

(3) 增加蛋白质摄入量,乳、蛋、鱼、肉、豆是优质蛋白质来源。总体上说,动物蛋白质优于植物蛋白质,乳清蛋白优于酪蛋白。荤素搭配(荤:素=1:2)。控制红肉(猪肉、牛肉、羊肉)及加工肉(如香肠、火腿)摄入。

(4) 增加水果与蔬菜摄入量,每天蔬菜+水果共要求摄入5份(蔬菜1份=100 g,水果1份=1个),要求色彩缤纷,种类繁多。增加全谷物、豆类摄入。

(5) 改变生活习惯,戒绝烟草,限制饮酒[如果饮酒,男性每天饮酒不超过2两(100 g),女性不超过1两(50 g)],保持充足睡眠。不能以保健品代替营养素,保健品在营养良好的条件下才能更好地发挥作用。避免含糖饮品。避免过咸食物及盐加工食物(如腌肉、腌制蔬菜)。养成口服营养补充的习惯。

(6) 积极运动,每周不少于5次,每天30~50分钟的中等强度运动,以出汗为好。即使是卧床患者也建议进行适合的运动(包括手、腿、头颈部及躯干的活动)。肌肉减少的老年患者提倡抗阻运动。

(7) 重返社会,重返生活。鼓励患者积极参加社会、社交活动,尽快重新回到工作岗位,在社会中发挥自己的作用。

(8) 高度重视躯体症状及体征的任何异常变化,及时返回医院复诊;积极寻求心理支持,包括抗焦虑药物的使用。控制疼痛。

80. 需要忌口吗

临床上,很多肿瘤患者和他们的家属特别关心的一件事就是忌口问题。我们有所谓的"发物"的说法,认为这些食物吃了会促进肿瘤生长,最后只能吃白饭和青菜。那"忌口"到底有相应的科学依据吗?

所谓"发",是激发、诱发的意思,"发物"能够诱发某些疾病或症状。具体来说,食用某种食物,可能原来没病变致病;原来有病的,致旧病复发;在患病过程中,加重病情的,都可以称为"发物"。"发物"主要包括牛肉、羊肉、公鸡、虾、螃蟹、无鳞鱼等肉类食品,以及蔬菜中的韭菜、香菜、茴香、葱、姜等辛香发散之物。

其实对于很多患者,尤其是肿瘤患者来说,只要对这些食物不会产生过敏反应,吃了都是无害的。相反,肿瘤患者身体比较虚弱,非常需要补充营养,增强机体的免疫力。

在放、化疗中常有许多患者因为限制了饮食中营养物质的摄入,造成营养不良,不能耐受放疗和化疗而影响了康复,甚至中断了治疗。

总之，在临床实践中，没有见到因为吃了羊肉、鸡肉、鱼虾而引起肿瘤复发的例子。肿瘤患者在康复期需要多补充蛋白质、热量和多种维生素，使营养均衡。在治疗期，应该更加注重营养搭配，在原有的饮食基础上增加含动物蛋白质丰富的食品。例如，多吃些牛肉、鸡肉、鱼、鸡蛋、牛奶等，才有利于更好地改善预后。

因此，专家认为，忌口是要的，但不能乱忌。忌口的依据是：含有致癌成分的食品不能吃；饮食中的营养成分要比例适当；口服中药时可能要忌口；具体病情具体对待，如消化道肿瘤患者宜吃易消化、刺激少的食物，手术后应摄入足够营养促进伤口恢复；放疗时少吃狗肉、羊肉等燥热食物。

81. 能吃补药吗

现代药理研究证实，多种中药如灵芝、冬虫夏草、人参、石斛、黄芪等在调节免疫力和抗肿瘤方面有确切疗效，可作为理想的抗肿瘤药。例如，常常提及的灵芝，经科学研究具有增强多种免疫细胞功能、抑制肿瘤细胞生长、抑制肿瘤新生血管生成、抑制肿瘤细胞侵袭和转移的作用，也可以在放化疗时增强放化疗效果并减轻毒副作用，可以说是一味珍贵而且有效的抗肿瘤补药。中医认为肿瘤的手术、化疗、放疗只重视"祛邪"，而忽视了"扶正"，可能会伤及元气，因而出现了不利的治疗结果。如果辅助一些补药，可以弥补这些疗法的不足，真正达到"扶正祛邪"并存的效果。

肿瘤患者可以适当补充一些补药，但是也容易存在以下误区。

(1) 凡事过犹不及，肿瘤患者多数存在消化不良和吸收障碍的问题，虽然补药对人体有益，但也需要适当地把握一个度。

(2) 不能单独使用这些补药抗肿瘤。患者应该按照医生的治疗方案规范地进行抗肿瘤治疗和疗效评估，补药能起到辅助抗肿瘤作用，但只能"锦上添花"，绝对不能"独树一帜"，否则会延误病情。

(3) 按照中医的理论，每个患者的"气""形""神"都不完全一样，适合服用的补药也不一样，最好经过中医的诊断后再行选择，以免服用了不适合自己甚至起到相反作用。

(4) 不能因为进食补药影响正常膳食，因为正常膳食含有患者所需要的各种营养素，对患者来说才是最基础的必需品。

(5) 不要轻信不良商家的宣传,科学选购正规的补药。

82. 为什么要少吃红肉

肉类简单地可分为白肉和红肉,白肉包括鸟类 (鸡、鸭、鹅、火鸡等)、鱼、甲壳类动物 (虾、蟹等) 或双壳类动物 (牡蛎、蛤蜊等),红肉包括牛肉、羊肉、猪肉等。加工肉制品包括火腿、培根、热狗、汉堡、牛排、羊排等。

研究证实,恶性肿瘤发病风险与红肉、加工类肉制品的摄入量呈正相关,且男性人群较女性发病风险更高。可能的致癌机制主要有以下几种。

(1) 长期进食牛肉、猪肉、羊肉、动物内脏等高胆固醇食物,人体在消化这些高胆固醇食物时,产生胆酸的代谢产物和胆固醇的代谢产物增多,造成肠腔内厌氧菌增多,这些因素对大肠黏膜上的腺瘤会有强烈的刺激作用,是大肠癌的高危因素。

(2) 红肉在加工过程中,尤其是熏烤、烧烤、腌熏、油炸过程中,会产生杂环芳胺类化合物,它们是明确的致癌物;当温度从200℃升至300℃时,杂环胺的生成量可增加5倍,且杂环胺主要在前5分钟形成,在5～10分钟形成减慢,进一步延长烹调时间则杂环胺的生成量不再明显增加。但是我们的很多美味都是快炸而成,即便是慢炸也很难达到10分钟以上。

(3) 红肉类食物中富含血红素铁,体内过多的血红素铁会作为一种促氧化剂,促进内源性N-亚硝基化合物的合成增多,增加致癌风险。

因此,恶性肿瘤患者应减少红肉类及熏烤类、腌制肉类等加工肉制品的摄入,适当多吃鸡、鸭、鱼,多吃新鲜蔬菜与水果,可增强机体免疫力。

83. 能吃腌制食品吗

酸菜、咸菜、咸鱼、腊味、海鲜酱和黄豆酱等腌制食品历史悠久,口味鲜美而且带有地方特色,很多肿瘤患者也觉得这些食物是家常便饭,在治疗期间和康复期也抵不住这些食物的诱惑,那么这些食物到底还能再吃吗?

尽管盐本身并不是一种致癌物,但高盐是一种促癌剂。过量摄入盐或经盐腌制的食物会刺激并损伤消化道黏膜,促进其癌变。腌制类食品中含有大量亚硝酸盐,肉类及鱼肉在加工过程中,蛋白质会形成胺类、酰胺类化合物,与亚硝基化合物发生反应，最终生成具有致突变与致癌的N-亚硝基类化合物。亚硝胺、黄曲霉素和苯并芘，已经被列入世界卫生组织（WHO）国际癌症研究机构认定的1类致癌物，并被称为食物中的三大致癌因素。有研究显示，经常食用腌菜类食物与腌肉类食物的人群相比不经常使用的人群，患消化道肿瘤的危险分别增高64%与67%。对于肿瘤患者来说，腌制食品也可能是促进肿瘤进展一个危险因素。

由于蔬菜本身含有较多的硝酸盐，尤其是施氮肥量较多的蔬菜，因此在腌制时必须选择非常新鲜的蔬菜。一旦发现枯萎、掉叶，特别是叶片呈水渍状时，说明亚硝酸盐含量已经十分危险了，不能腌制并食用。因此，对于肿瘤患者，最好不吃或少吃腌制食品，如果吃必须要腌透之后才能吃。最好的建议是以新鲜蔬菜完全替代腌制食品，尤其是吃富含胡萝卜的黄色蔬菜（胡萝卜、红薯）、番茄和各种深绿色蔬菜，不仅可补充人体所需营养素，而且可起到抗癌的作用。

84. 剩菜可以吃吗

很多患者不愿意浪费粮食，有吃剩饭剩菜的习惯，也有些人为了图方便会将一天甚至数天的饭菜一次性做好，等到每餐食用前再加热。这种做法不仅会让食物中的营养物质大量流失，而且会增加致癌的风险，对肿瘤患者极为不利。

若剩菜储存条件不当会产生大量的硝酸盐和亚硝酸盐，在胃内即可转化为致癌物质。剩菜放置于冰箱中冷藏，亚硝酸盐含量也会慢慢增加，只是较常温保存量少而已。有人认为夏天饭菜需要放置在冰箱中，冬天就无所谓，这种观点是不正确的。冰箱内的冷藏温度一般为 2～6℃，可以减慢食物的腐败，而室内常温很难达到此温度，对食物保存不利，不仅会增加细菌的繁殖，而且会增加亚硝酸盐等致癌物质的含量。

另外，在日常生活中，常有人把剩下的饭菜一次次地加热，以为这样就可以防止饭菜腐败。其实从医学角度分析，这种观点并不完全正确。因为有些食物的毒素仅凭加热是不能消除的。一般情况下，微波炉或者蒸煮这样100℃的高温加热，几分钟即可杀灭某些细菌、病毒和寄生虫，但是对于食物中的细菌所释放的化学性毒素及食物腐败带来的致癌物质而言，加热就无能为力了。加热不仅不能破坏毒素，有时反而会使其浓度增大。而且过夜的剩菜，经过一夜的盐渍，亚硝酸盐的含量会更高，极可能会促进肿瘤进展。

因此，对于肿瘤患者而言，剩菜剩饭危害极大，注意做饭要适量，尽量不吃剩菜；如果非要保存剩菜，凉透后应立即放入冰箱保存，保存时间短于6小时；在食用前，一定要透彻加热。

85. 发霉食物洗干净后是否可以食用

对于已经发霉的食物，有患者认为洗洗干净就没有问题了，也有人认为明显发霉的食物通过高温煮沸后还能食用，这些都是非常错误的想法，因为清洗和烹饪根本不会破坏黄曲霉素等致癌物质。还有些人以为发霉的水果只有烂掉的地方被霉菌污染了，只要把这部分切掉，剩下的部分还是好的，也可以继续食用，这个想法也是错误的。因为食物一旦开始霉变，还没有完全变质的部分也已经进入微生物新陈代谢过程中了，已经产生了大量肉眼看不见的细菌和毒素。

霉变是由污染霉菌所导致，霉菌中有些是产毒真菌，是很强的致癌物质，某些食物在产毒真菌效果下产生很多的亚硝酸盐和二级胺，进入机体后在一定条件下，转化成亚硝胺类化合物而致癌。常见的容易发霉的食物有花生、大豆、米、面粉等，发霉后可产生黄曲霉素。黄曲霉毒目前已被证明是一种很强的致癌物质，已被世界卫生组织（WHO）划定为1类致癌物，也是一种毒性极强的剧毒物质，它的毒性是砒霜的68倍，对肝脏组织的破坏性极强。发霉食品中的黄曲霉毒素致癌所需时间最短仅为24周，可以引起肝细胞DNA损伤，从而造成细胞异常生长和癌变。

肿瘤患者的免疫力较低，应完全杜绝进食霉变食物。因此，日常生活中需做好通风、防潮、防污染、防霉等工作，如果初步判断食物发生了霉变，不应该继续食用。为了减少黄曲霉素的污染，有以下几点建议。

(1) 食物一旦发霉就应立即丢弃，尤其是黄豆、花生、红薯、甘蔗等，切不可再食用，黄曲霉素以孢子的形式传播，相互易受牵连霉变。

(2) 吃到发苦的坚果要及时吐出并漱口，苦味正是来源于食物霉变过程中产生的黄曲霉素。

(3) 浸泡多天的木耳不应再进食。

(4) 食用油同样不宜久贮,如果发现产生"哈喇味"就不宜食用。建议购买正规厂家生产的食用油。

有人认为高温下食用油内的黄曲霉素会被杀死,这种观点是错误的。因为黄曲霉素的裂解温度为280℃,一般烹饪方法很难分解。有专家指出,食盐能消除食用油内95%的黄曲霉素,如果在食用油倒入锅内加热后,并放入少量食盐,搅拌10～20秒,这样基本可以消除食用油内大部分的黄曲霉素。

86. 怎样烹调食物最健康

肿瘤患者容易引起食欲下降,烹调加工食物要注意色、香、味、形,促进食欲,同时要注意营养搭配。营养学家建议,在高湿度情况下进行短时间低温烹调(100℃左右),比如说蒸或煮,能最大限度地保留营养素,有益健康。

不健康的烹调方式主要有腌熏、烧烤和油炸类等高温处理。这样烹调出来的食物中含很多的致癌物质,其中最多的是杂环胺类化合物。食物中的杂环胺类化合物主要产生于高温烹调的加工过程中,尤其是在蛋白质含量丰富的鱼、肉类食品。形成杂环胺的因素主要有两方面:一方面是蛋白质含量高的食物产生的杂环胺较多;另一方面,加热温度也是杂环胺形成的重要影响因素。当温度从200℃升至300℃时,杂环胺的生成量可增加5倍,且杂环胺主要在前5分钟形成,在5～10分钟形成减慢,进一步延长烹调时间则杂环胺的生成量不再明显增加。但是我们的很多美味都是快炸而成,即便是慢炸也很难达到10分钟以上。油炸、烘烤、烧焦食物和重复运用的高温食油中也富含此类致癌物质,应尽量少食用。

快餐食品中的油炸食物经过高温烹饪会产生致癌物质;另一方面,油炸食物比较硬、脆,如果没有嚼碎就被吞到了胃内,胃蠕动时食物与胃黏膜接触就可能对胃黏膜造成损伤,不仅容易造成消化不良,还有致癌风险。

87. 康复期能喝酒吗

很多患者认为病情已经得到了控制,喝酒不会影响病情进展;也有些患者认为自己喝酒从不脸红,觉得自己是"海量",饮酒不会加重病情;也有些患者因为精神紧张,想借酒消愁,这种做法可取吗?

乙醇（酒精）的代谢物乙醛本身是一种致癌物、突变剂和肿瘤启动因子，能促进癌症的发生。而且酒精作为一种溶剂，长期饮用会损伤机体肠道黏膜的通透性，使致癌物较轻易进入血液循环。另一方面，酒精过量会引起叶酸代谢，导致叶酸缺乏，进而引起染色体断裂，促进肿瘤发生。有研究表明，每天摄入10 g酒精的人群，患结直肠癌的风险增加9%。《中国居民膳食指南》（2007版）在"如饮酒应限量"的内容中明确建议成年男性一天饮用酒的酒精量不超过25 g，成年女性一天饮用酒的酒精量不超过15 g。

还有一种观点认为，"脸红"的人能喝酒，这种观点也是错误的。人体内含有丰富的乙醇脱氢酶，能迅速地把酒精氧化成乙醛，而乙醛具有扩张毛细血管的功能，会引起面色泛红甚至全身皮肤潮红等现象，即我们平常所说的"上脸"。而乙醇脱氢类在体内的含量具有较大的个体差异，乙醇脱氢酶含量较少的人，乙醛代谢缓慢，就只能积累在体内靠P450酶慢慢一点一点地氧化排出体外。因此，需特别注意，乙醛对人体危害很大，"脸红"的人能喝酒是绝对错误的。

综上所述，肿瘤患者在康复期应严格控制酒精的摄入，避免加重病情，同时更要保持良好的情绪，避免"借酒消愁"。

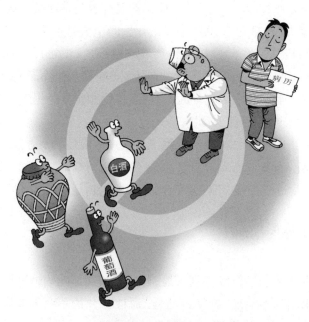

·康复期间严禁酒精摄入·

88. 多吃新鲜蔬菜、水果

新鲜的蔬菜与水果含有丰富的抗氧化维生素,如维生素C、维生素E、胡萝卜素、类黄酮等,还含有各类植物化合物,如膳食纤维、异硫氰酸盐、酚类化合物、萜烯类化合物等,具有使亚硝胺等致癌物失活的作用。多进食新鲜蔬菜及水果不仅可以补充维生素、叶酸,而且其丰富的膳食纤维可以促进肠道消化,但对于高纤维、粗纤维食物,注意摄入量,避免阻塞肠道。

十字花科蔬菜(如油菜、卷心菜、大白菜、甘蓝、花椰菜、芜青等)对肿瘤的防护作用非常突出。

葱属类(大蒜、大葱、香葱、韭菜等)含有丰富的有机硫化物、黄酮醇等,能够抑制肿瘤细胞的生长与增殖。

柑橘类水果,如柚子、橘、橙、柠檬等,含有丰富的维生素C,可防止亚硝胺的形成。维生素C可以提高机体的免疫功能,又是一种抗氧化剂,广泛参与机体细胞间质的合成与解毒。因某些化学物质只有被氧化后才会转化为致癌物,维生素C可以阻断这些致癌物的产生。

89. 纠正饮食坏习惯

由于生活节奏的加快,有些患者把吃饭当成了一种任务,而不是一种享受,久而久之,容易导致消化道疾病,可能加重病情。例如,饮食不守时定量、暴饮暴食、进食过快过烫、生闷气进食,对胃是一个损害性的刺激,不仅影响消化功能,甚至影响康复。

有人喜好辛辣、刺激性食物,辣椒中含有的辣椒素少量摄入可不损伤正常细胞,对人体无特殊副作用。但过量食用辛辣食物则会损伤食管及胃黏膜,引起局部上皮细胞增生,促使癌变。而且,过量食用辣椒易上火,引起便秘、胃肠炎等不适,不利于患者恢复。

也有人喜吃烫食,有进食粗糙食物过快的习惯,甚至碗内食物的温度可高达70℃以上。食管对温度不是特别敏感,进食烫食时,只会觉得嘴烫甚至舌起疱,当时并不会觉得食管有不舒服。其实食管黏膜非常娇嫩,只能耐受50～60℃的食物,超过这个温度就容易灼伤。过烫的食物在通过食管时,容易烫伤食管黏膜上皮,轻微的破损会像皮肤擦伤一样很快自行愈合,但如果长期进食过烫食物,持续的炎症会刺激黏膜导致其过度修复,而黏膜越厚,对热刺激反应就越不敏感。后果是给人越吃越不怕烫的错觉,局部病灶从浅表性炎症、溃疡发展成恶性增生,最终导致癌变。

还有一个坏习惯是食用快餐食品的频率较高。快餐食品中的油炸食物一方面经过高温烹饪会产生致癌物质;另一方面,油炸食物比较硬、脆,如果没有嚼碎就被吞到了胃内,胃蠕动时食物与胃黏膜接触就可能对胃黏膜造成损伤。

因此,建议患者养成良好的饮食习惯,饮食规律、少吃多餐,忌辛辣、刺激性食物,做到定时定量,忌过饱过饿,进食易于消化的食物,在摄入足够的热量和营养素的同时促进病情康复。

90. 只能吃碱性食物吗

近年来,酸性食品和碱性食品的话题比较热门,甚至有人提出酸性食品是诱发各类肿瘤的罪魁祸首,很多肿瘤患者因此改变了饮食习惯,一味追求碱性食物,那肿瘤患者只能吃碱性食物吗?

所谓食物的酸碱性,不是食物本身的性质,而是指食物经过消化吸收后,留在体内元素的性质。常见的酸性元素有氮、碳、硫等;常见的碱性元素有钾、钠、钙、镁等。一般金属元素钠、钙、镁等,在人体内其氧化物呈碱性,含这种元素较多的食物就是碱性食物,如大豆、豆腐、菠菜、莴笋、萝卜、土豆、藕、洋葱、海带、西瓜、香蕉、梨、苹果、牛奶等。一些食物中含有较多的非金属元素,如磷、硫、氯等,在人体内氧化后,生成带有阴离子的酸根,属于酸性食物。如猪肉、牛肉、鸡肉、鸭、蛋类、鲤鱼、牡蛎、虾,以及面粉、大米、花生、大麦、啤酒等。有的食物口味很酸,如番茄、橘子,却都是强碱性食物,因为它们在体内代谢后的最终元素是钾元素等。

人体的酸碱度是稳定的,始终保持弱碱性,人体不分"酸性体质"和"碱性体质"。所有的健康人身体始终处于酸碱平衡状态,也就是说,健康人的血液、淋巴及细胞液的pH始终维持在7.4左右。稳定的酸碱平衡状态是通过很复杂的调节系统完成的。首先是通过呼吸功能调控,在体液偏酸时,多呼出些二氧化碳,在体液偏碱时,少呼出些二氧化碳。其次是通过肾脏调节,在体液偏酸时,肾脏就多排出些酸性物质,回收碱性物质;在体液偏碱性时,肾脏就多排出碱性物质，回收酸性物质。与此同时，血液内还有四个缓冲对：碳酸盐缓冲对、磷酸盐缓冲对、血红蛋白缓冲对和血浆蛋白缓冲对。这些缓冲体系随时对血液的酸碱度进行微调，确保体内的酸碱平衡。

恶性肿瘤是人体正常细胞受到"致癌因素"刺激后发生的恶性改变。酸性环境和碱性环境都可能发生。食物和饮水不能改变人体的酸碱度，酸性食物和碱性食物都是平衡膳食的组成部分，都是合理营养必不可少的。酸性食物，如肉类、鱼类、蛋类、所有淀粉类和谷类、部分豆类及坚果类含有人体所需的丰富的蛋白质、脂肪和其他必需元素，如果一味规避这些酸性食物，容易引起人体营养素不均衡，进而引起营养不良，十分不利于肿瘤患者的恢复。

91. 喝汤还是吃肉营养好

在临床工作中，常常看到患者天天煲鸡汤、肉汤、鱼汤喝，认为这样特别滋补，而且只喝汤，里面的肉和菜都不吃，说那是渣子，根本没有营养，没有必要吃。也有人认为，喝汤根本不能滋补，蛋白质和铁都在肉里，必须要吃肉才能补营养，那喝鸡汤、肉汤、鱼汤到底是有用？还是没用？很多人为此纠结不已。

的确，无论鸡汤、肉汤还是鱼汤，汤的蛋白质含量远不及肉块本身。肉类是肌肉纤维构成的，其中有可溶性的肌浆蛋白和氨基酸、肽类等，它们容易进入汤中，但大部分肌纤维成分很难溶出来。一般来说，肉汤、鸡汤中的蛋白质含量仅有1% ～ 2%，和15% ～ 20%的肉块相比，显然蛋白质含量是低多了。而骨中的钙、铁元素，属于不溶性的成分，所以煲汤是不可能把很多钙和铁溶出来的，只有钾元素这样易溶的成分才能进入汤中。

不过，仅用蛋白质含量来比较汤与肉的价值，对某些情况来说也不够准确。鸡汤、肉汤中还是有很多好东西，比如溶出来的游离氨基酸、小肽、谷氨酸、谷氨酰胺、肌酸、B族维生素等物质，病后虚弱消化不良者可快速利用，起到改善食欲、提高消化能力的作用。对病弱者来说，虽然完整肉块的蛋白质含量更高，但因为消化吸收能力和肝肾处理功能低下，它们无法充分消化吸收其中的蛋白质，甚至可能造成消化系统和肝肾的负担。从这个角度说，喝鸡汤、肉汤，让体弱者快速吸收一些含氮物，短时间内觉得精神好一些，古人认为是"滋补"作用，也不能说完全错误。

因此，对于消耗较大的肿瘤患者来说，不光要喝汤，更要吃肉。只是，在喝汤的同时，还要注意少油少盐。

92. 吃对蔬菜和水果

对于肿瘤患者而言，蔬菜和水果是每天必吃的食物，它的营养作用是动物性食物（如鱼、肉、蛋、奶等）和主食（大米、面粉等）不能替代的，如维生素C、β胡萝卜素等营养素只存在于蔬菜与水果中；蔬菜和水果还能提供果胶类的膳食纤维，以保证我们肠道的健康；蔬菜和水果色泽丰富，不但可以使我们的食物更加丰富多彩，而且对人体的健康也有着十分重要的作用。

虽然蔬菜和水果有这么重要的营养作用，如果不能科学食用，它的营养作用也不能体现出来。那么怎样吃蔬菜和水果才最有营养呢？

(1) 吃不同的蔬菜和水果。蔬菜与水果的品种很多，不同的品种营养价值相差很大。蔬菜中维生素C含量最高的是茄果类蔬菜中的辣椒；胡萝卜中的β胡萝卜素含量比较高，但韭菜等深绿色蔬菜中的含量也不少；山药、慈姑（茨菰）、菱角中的淀粉含量远远高于其他蔬菜；茄果类蔬菜中的果胶含量是其他蔬菜不能相比的。水果中维生素含量最高的是柑橘类和猕猴桃、枣类；而杏、李、芒果等红黄色水果中含有丰富的β胡萝卜素；香蕉中含有比较多的淀粉。由此可见，不同品种的蔬菜或水果，其所含的营养素种类不同，甚至不同色泽的水果，其营养素的分布也不同。没有一种蔬菜或水果的营养价值绝对高或绝对低，只有选择不同品种的蔬菜和水果才能满足我们对营养素的全面需要。

(2) 吃新鲜的蔬菜和水果。维生素C是一种特别"娇气"的维生素，它有"三怕"：怕光、怕热、怕碱。只有新鲜的蔬菜和水果才含有丰富的维生素C，储存时间越长，蔬菜和水果中的维生素C含量就越低。吃新鲜蔬菜的另外一个原因是防止亚硝酸盐对人体的危害。有些蔬菜在生长过程中使用了硝酸盐类的化肥，使蔬菜中的亚硝酸盐含量增加；还有些蔬菜本身就具有浓集土壤中硝酸盐的作用，如韭菜、芹菜、萝卜、莴苣等。在蔬菜放置的过程中，如果被一些细菌污染，并出现腐败变质时，亚硝酸盐的含量会大大增加，具有致癌作用。

(3) 合理烹调加工。各种蔬菜的营养价值不同，有的适合生吃，而有些蔬菜就要熟食才能体现营养价值。例如，胡萝卜就适合烹调加工后再吃；番茄加热后番茄红素才能发挥作用；扁豆、四季豆等，一定要烧熟煮透后才能食用。

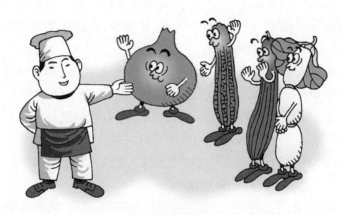

·吃对蔬菜和水果·

93. 需要大补吗

　　每个肿瘤患者经过手术或化疗或放疗等治疗之后，说得最多的一句话就是"元气大伤"。的确，不同的肿瘤治疗手段会造成不同的副作用。经历手术的患者会有疲乏的感觉，化疗的患者一般都会出现吃东西没味道，甚至恶心、呕吐的症状。如果是放疗的患者，放射部位在头颈部，则会出现不同程度的口干症状。放射部位在腹部、盆腔等部位，会出现大便异常的情况。很多患者和家属认为这些治疗副作用太大，需要冬虫夏草、野生甲鱼以及各类名贵药材"齐上阵"，才是最有效的方法，其实并非如此。

　　肿瘤患者经过放化疗后，脾胃功能较差，大剂量进补佳品也很难被吸收。中医认为，肾是"先天之本"，脾胃是"后天之本"，所以先要保证肠胃消化功能良好，才能实现进补事半功倍的效果。可以通过不同性味的食物，来达到进补目的。可以要求患者注重谷物类食物的摄入量，再通过水果、肉类、蔬菜来全面调养饮食，达到膳食均衡、增强体质的作用。

　　每位患者体质不同，人体所需营养物质也不同，并不一定缺的就是这些大补的食物，应该根据实际情况合理、适量补充各种食物。

94. 食疗可以代替药物治疗吗

我国自古就有"寓医于食""医食同源"之说。"食疗"顾名思义，即食物疗法或饮食疗法，许多食品都有一定的辅助抗肿瘤效果。但是遗憾的是目前尚未有可靠的证据证实某种食物、维生素、矿物质、食品添加剂等能直接延缓肿瘤进展、治愈肿瘤或预防复发。

例如，对于前列腺癌患者来说，番茄红素是一种脂溶性类胡萝卜素，素有"藏在西红柿里的黄金"之美称，在抗前列腺癌方面的巨大作用是不可否认的，适当补充可起到积极的预防和治疗作用。还有维生素D对于前列腺癌患者来说也是"福星"，如果发现体内维生素D浓度低于正常值，可以通过调节饮食和其他的治疗方法来使其浓度恢复正常。但是，对于前列腺癌的正规治疗来说，食疗远远不及化疗药物的效果。

目前的癌症治疗过程中，食疗已是不可或缺的一环。食疗在肿瘤患者后期治疗中，能发挥减轻副作用、防止转移复发等功效。因此，针对患者不同病情和体质，可辅以食疗，改善患者的营养状况，有利于早日恢复健康。

但食疗只是配角，无法替代正规治疗手段，虽然食物中含有一些有效的生物化学成分，但要达到治病目的，往往需要食用比常量多几十倍甚至几百倍的食物方可有效。现代医学讲求循证，而食物由于无法进行精确的"量化"，其所产生的效果差异相当大，无规律可循，患者切不可因为迷信食补而放弃正规治疗。

95. 乳腺癌可适当多吃黄豆

有研究发现，生活中摄入豆制品较多的亚洲女性患乳腺癌的风险显著低于豆制品摄入较少的西方国家的妇女。而且当这部分亚洲妇女移民到西方国家后，乳腺癌的发病率较前明显升高。

黄豆中的大豆异黄酮是一种植物性雌激素，很多人担心它会诱发乳腺癌。其实，植物性雌激素和人体内的雌激素是不一样的。研究发现，植物雌激素对女性体内雌激素的水平起到的是双向调节作用：当人体内雌激素水平较低时，大豆异黄酮表现出提高雌激素水平的功效；而当体内雌激素水平偏高时，它会表现出降低体内雌激素水平的作用。许多研究表明，食用大豆制品不但不会因此患上乳腺癌,反而会降低其发病风险。因此,豆制品中的植物性雌激素本身不是激素,但是具有雌激素及抗雌激素的作用,这是它能预防乳腺癌的主要作用机制。

因此,合理、适量食用黄豆,更可以发挥大豆异黄酮的抗癌特性,抑制乳腺癌的生长。研究初步显示,人体内起生物作用的异黄酮每天摄入量为30 ~ 50 mg最好,相当于每天至少饮用1杯250 ml的豆浆和进食200 ~ 300 g豆制品。由于黄豆容易引起胀气,不要过多食用。豆浆是黄豆的最常见加工品,营养丰富,但饮用时有以下禁忌:忌不彻底煮开,忌冲入鸡蛋,忌空腹饮豆浆,忌放红糖,忌用保温瓶储存豆浆,忌与药同饮。

96. 黄豆对前列腺癌有益

据调查,我国和日本的男性前列腺癌发病率比美国出生的男性低,美国的亚洲移民前列腺癌的发病率与美国人一致,原因是亚洲人饮食中平均豆制品的含量是标准美国饮食的10倍,经常进食豆类食品的男性患前列腺癌的风险较小。

大豆异黄酮是一种豆科植物代谢产物,具有与雌激素类似的结构和作用,能够降低前列腺癌的患病风险。由于不同的膳食结构,亚洲人异黄酮的摄入量为15 ~ 50 mg/d,而美国人仅为1 ~ 3 mg/d。

大豆异黄酮不仅可以抑制前列腺癌细胞增殖,促进前列腺癌细胞凋亡,还能抑制前列腺癌细胞转移及血管生成。而且,动物实验证实异黄酮这类植物性雌激素能够缩小前列腺肿瘤体积并减少PSA(前列腺特异抗原)的分泌。

因此,日常生活中鼓励前列腺癌患者每天可适当多吃点易消化的豆制品,如豆腐、豆皮、豆干等,最好每天早上能进食一杯现榨豆浆。

97. 膀胱癌要谨记多喝水

尿液具有冲洗泌尿道的作用,当液体量摄入过少时,尿液减少,排尿间隔时间延长,尿液中所含的致癌物与膀胱黏膜上皮直接接触时间延长,更易破坏细胞正常结构,促进癌变的发生。因此,液体量摄入与膀胱癌的发生呈负相关。每天饮水量超过6杯的男性相比每天1杯的男性患膀胱癌的危险性降低50%。对于膀胱癌术后的患者,每天饮水量为2 500～3 000 ml,起冲洗膀胱的作用。

饮用水氯超标,氯的摄入过量会轻度增加膀胱癌的风险,因此卫生部门建议自来水一定要烧开以后再喝。因为水温在达到100℃后,氯会随着蒸汽的蒸发而大大减少,让自来水沸腾3分钟,才可以安全饮用。

98. 常被用于肿瘤辅助治疗的中药

(1) 红豆杉:又称紫杉,属国家一级保护的珍稀常绿乔木,其枝、叶、皮、根中可提取出宝贵的抗癌成分——紫杉醇,对多种晚期肿瘤疗效突出,被公认为是当今天然药物领域中最重要的抗癌活性物质之一。

紫杉醇最早是从太平洋西北岸的短叶红豆杉的树皮中分离出来的活性成分,最早被认为是治疗转移性卵巢癌和乳腺癌的药物之一,同时对肺癌、食管癌等恶性肿瘤也有显著疗效。有研究证实,紫杉醇的抗癌机制主要是其能阻止癌细胞的繁殖、抑制肿瘤细胞的迁移。

红豆杉的主要功能为祛邪散结,可用于中晚期肺癌化疗的辅助治疗。红豆杉的主要副作用有:① 轻度的胃肠道反应,表现为恶心、呕吐;② 轻度的骨髓抑制,主要表现为白细胞降低;③ 偶见肌肉酸痛。

既然红豆杉辅助抗肿瘤的作用如此突出,有些患者会采摘红豆杉枝叶煲水或者泡成药酒饮用,试图治病。专家提醒,这种做法是错误的,目前红豆杉的医疗用途主要体现于从树皮、根部、枝叶中提取紫杉醇制作抗癌类药物,直接服食红豆杉并没有明显的医疗效果。一旦误食红豆杉,可能会引起头昏、瞳孔放大、恶心、呕吐、肌无力等症状,严重者甚至会导致死亡。

(2) 蟾蜍皮:蟾蜍皮性味腥凉、微毒。蟾蜍皮提取物的主要功能为解毒、利水、消肿、止痛,可用于中晚期肿瘤的辅助治疗。蟾蜍皮的主要副作用是腹痛、腹泻等胃肠道刺激反应。

(3) 乌骨藤:为番荔枝科攀援灌木植物白叶瓜馥木的根。味微辛、涩,性温。乌骨藤提取物的主要功能是抗癌、消炎、平喘,主要用于食管癌、胃癌、肺癌的辅助治疗,对肠癌、宫颈癌、白血病等恶性肿瘤亦有一定疗效。有少部分患者使用后可能会出现食欲减退、白细胞下降、转氨酶升高、发热、关节疼痛等不良反应。

(4) 薏苡仁：为禾本科植物薏苡的干燥成熟种仁，是常用的中药，又是日常食物，性味甘淡、微寒，有利水消肿、健脾祛湿、舒筋除痹、清热排脓等功效，为常用的利水渗湿药。薏苡仁提取物对中晚期肿瘤患者具有一定的抗恶病质和止痛作用，配合放、化疗有一定的增敏作用。有些患者使用薏苡仁提取物后会出现过敏反应，如寒战、发热、轻度恶心等症状；也有患者使用后会出现一过性的转氨酶升高，一般3~5天后可自行缓解。

(5) 鸦胆子：为苦木科植物多年生灌木鸦胆子树的成熟果实，作为中药，其味苦，性寒，有清热解毒、止痢疾等功效。鸦胆子提取物可有效地抗肿瘤，主要用于肺癌、肺癌脑转移、消化道肿瘤的辅助治疗，对其他肿瘤也有一定功效。该提取物的主要副作用是恶心、呕吐等消化道反应，也具有一定的肝、肾功能损害作用。

虽然目前尚无充分的循证医学依据证实中草药的治疗肿瘤的作用，但部分中草药确实在中医学验方中体现出其可能的抗肿瘤活性。从临床的角度出发，在接受化疗、靶向治疗、免疫治疗等西医学全身治疗的同时，使用中草药方剂可能对患者的肝肾功能等全身状况提出更高的要求；因此，目前不建议在上述西医学全身治疗的同时使用中草药方剂。如根据病情需要，确需联合中药治疗，或许适度选择已获准在临床上使用的中成药针剂或口服制剂相对更为安全可靠。如在完成西医治疗后，患者有中医治疗的需求，可至具有资质的中医处就诊后确定治疗方案。

99. 常见的对肿瘤患者有益的食物

(1) 香菇：不但具有很高的营养价值，还有"抗癌明星"的美誉，具有可贵的医用价值。它含有丰富的多糖，能抑制肿瘤细胞生长，并能提高机体免疫力，特别适合食管癌、胃癌、肠癌、肝癌、肺癌、乳腺癌患者。目前医用的香菇多糖注射液，就是从香菇内提取的物质，具有辅助抗肿瘤和增强免疫力的功效。

(2) 大蒜：富含大蒜素、有机硫化合物，均有一定抑癌作用，尤其在胃癌、结肠癌、肝癌、肺癌、前列腺癌、乳腺癌、白血病中具有一定效果。大蒜中的硫丙烯能抑制结直肠癌的生长增殖，帮助抑制肿瘤细胞生长。但大蒜刺激性较强，若患有腹泻、肠炎时可刺激肠黏膜充血、水肿。

(3) 葱：含果胶，可明显减少结肠癌的发生，有抗癌作用。葱所含的蒜辣素也可以抑制癌细胞的生长。葱还含有微量元素硒，可降低胃液内的亚硝酸盐含量，对预防胃癌及多种癌症有一定作用。

(4) 芦笋：含有丰富的组织蛋白，能有效控制肿瘤细胞生长。它还含有丰富的叶酸、核酸、微量元素硒、游离态存在的天门冬酰胺及丰富的维生素A、维生素C、维生素E、维生素K，对各种肿瘤患者都有预防和治疗功效，尤其对膀胱癌、肺癌、皮肤癌、淋巴瘤有特殊疗效。芦笋富含膳食纤维，对调节患者消化功能有较大帮助。

(5) 洋葱：富含槲皮素和硒元素。槲皮素可以抑制肿瘤细胞活性，阻止肿瘤细胞生长。硒是一种氧化剂，能帮助消除体内自由基，能刺激人体的免疫反应，从而抑制癌细胞的生长和增殖，同时还可以降低致癌物的毒性作用。

(6) 芹菜：富含纤维素，进入肠道后可加快肠道内食物残渣的排空速度，缩短食物中有毒物质在肠道内的停留时间，促进胆汁酸的排泄，对大肠癌尤为有利。大家通常吃芹菜都是吃梗，觉得梗更爽脆好吃。事实上，芹菜的叶比梗更有营养。叶子中胡萝卜素含量是茎的88倍，维生素B_1含量是茎的17倍，维生素C含量是茎的13倍，钙含量超过茎的2倍。另外，芹菜含有肉豆蔻醚，这种有机化合物对烟草中的致癌物苯并芘有一定抵抗作用，是肺癌患者的良药。

(7) 卷心菜：含有丰富的吲哚类化合物，具有抗癌作用，对于肠癌和乳腺癌患者尤为有利；其还含有较多的微量元素钼，可有效阻断亚硝酸铵的合成，起到抗癌作用。

(8) 花椰菜：营养丰富，富含矿物质、蛋白质、糖类、纤维素和维生素C等，高含量的维生素C具有很强的清除自由基的作用，尤其对致癌物质亚硝胺有明确的阻断作用。花椰菜含有的硫苷葡萄苷类化合物，能够诱导人体内生成一种具有解毒作用的酶，经常食用，对胃癌、肺癌、食管癌的防治有一定作用。

(9) 番茄：含有丰富的番茄红素及胡萝卜素，是很强的抗氧化剂，可杀死人体内能导致老化的自由基。摄入适量的番茄红素可中和人体内的自由基，对于消化道肿瘤、前列腺癌、乳腺癌等肿瘤非常有利。建议熟吃番茄，以增强人体番茄红素的吸收率。

(10) 红薯：是公认的抗肿瘤绿色食品，研究者发现，红薯中含有糖脂和叶酸，为抗癌物质；还有一种活性物质叫脱氧异雄固酮，它可以抑制和杀灭癌细胞，并且增强免疫力，对乳腺癌和结肠癌尤为有利。红薯中含有丰富的膳食纤维，可促进胃肠蠕动，预防便秘和结直肠癌的作用。由于红薯含糖量高，空腹吃易产生大量胃酸，产生烧心、反流的感觉。

(11) 胡萝卜：富含丰富的胡萝卜素、蔗糖、葡萄糖、淀粉、钙、铁、磷等微量元素，是理想的抗癌食品。胡萝卜中含有大量的 β 胡萝卜素，摄入人体消化器官后，可以转化成维生素A，具有明确抗肿瘤作用。β 胡萝卜素可作为一种抗氧化剂清除引起细胞DNA损伤的氧化自由基，不仅抗肿瘤，而且可增强机体免疫力。胡萝卜素在高温下也很少被破坏，并容易被人体吸收，进而转变成维甲类，是明确的抗癌物质。长期吸烟的人，每天如能饮半杯胡萝卜汁，对肺部也有很好的作用。肿瘤患者接受化疗时，如能多吃些胡萝卜，可减轻化疗反应。

(12) 萝卜：民间有"冬吃萝卜夏吃姜，一年四季保安康"的说法。一是萝卜含有大量的维生素A、维生素C，它是保持细胞间质的必需物质，起着抑制癌细胞生长的作用。二是萝卜含有一种糖化酵素，能分解食物中的亚硝胺，可大大减少该物质的致癌作用。三是萝卜中的萝卜硫素是一种植物性化学物，是天然抗癌物质。

(13) 茭白：富含膳食纤维，进入肠道后可加快食物残渣的排空速度，缩短食物中有毒物质在肠道内的滞留时间。

(14) 茄子：富含维生素P，能防止维生素C被氧化而受到破坏，增强维生素的作用，可以阻止癌细胞的形成。

(15) 莴笋：含有多种维生素和矿物质，具有调节机体免疫力的作用，莴笋中含有一种芳香烃羟化酯，能分解食物中的致癌物质亚硝胺，阻止癌细胞形成，对消化道肿瘤有一定预防作用，也可缓解肿瘤患者化疗和放疗的不良反应。

(16) 竹笋：含有丰富的粗纤维，可加快肠道蠕动，有助于消化、预防便秘，帮助有害毒素排出肠道。而且竹笋中含有抗癌的多糖类物质，具有防癌、抗癌作用。

(17) 海带：含丰富的维生素E、微量元素碘和食物纤维，还含有一种能诱导癌细胞"自杀"的物质——岩藻多糖。日本女性乳腺癌的发病率低，可能与经常摄入海带等海藻类食物有关。

(18) 猴头菇：属真菌类食品，能利五脏，助消化，常食用能增强机体免疫力，延缓衰老，从中提取的多醣体、多肽类物质，对癌细胞有较强的抑制作用，并能增强机体免疫力。

(19) 苦瓜：富含膳食纤维和维生素C，相当于番茄的近3倍，是优秀的抗氧化剂。另外，苦瓜含有一种类奎宁蛋白，能激活免疫细胞的活性，并具有抗肿瘤作用。苦瓜本身也具有清热解毒的功效，对于肿瘤患者有保护作用。

(19) 薏苡仁：是一种杂粮，也是一种常用的中药，含有蛋白质、脂肪、维生素B$_1$、糖类、氨基酸等多种人体所需的营养物质，具有抗肿瘤、利尿、消肿、抗炎、降血糖、增强机体免疫力的作用，特别是能抑制癌细胞繁殖。

(20) 南瓜：它鲜艳的橙色外表源于其富含的 β 胡萝卜素，这种强氧化剂有助于抗肿瘤。南瓜含有丰富的维生素和果胶，果胶具有很好的吸附性，能粘连和消除体内细菌毒素和其他有害物质，具有解毒作用；果胶还可以保护胃肠道黏膜免受粗糙食物的刺激，可促进溃疡愈合。南瓜还含有丰富的膳食纤维，可促进肠道蠕动和毒素排出。

(21) 玉米：含有丰富的硒，具有抗氧化的作用；丰富的维生素C和胡萝卜素，均有抑制肿瘤形成的作用；还含有一种抗癌因子谷胱甘肽，能用自身的化学"手铐"铐住致癌物质，使它失去毒性，然后通过消化道把它驱出体外。玉米含有较多的纤维素，可促进胃肠蠕动，缩短食物残渣在肠内的停留时间，可预防直肠癌。

(22) 深海鱼：深海鱼类食物富含 ω-3 多不饱和脂肪酸，具有抑制癌细胞增殖的作用，它可能是结直肠癌的一个保护因素。

(23) 全谷类食物：是指小麦、玉米、燕麦、大米、高粱等谷物的全部可食部分。富含膳食纤维、木酚素、B族维生素和矿物质等营养成分，具有抗氧化活性，其丰富的膳食纤维也能起到肠道"清道夫"的作用。

(24) 黄豆：至少含有5种防癌的物质，如异黄酮、蛋白酶抑制素、肌醇六磷酸酶和植物固醇皂苷。另外，黄豆的蛋白质含量高达40%左右，最优质的可达50%左右，每100 g大豆含35 g蛋白质。而且黄豆蛋白质的氨基酸的组成比较接近人体所需要的氨基酸，特别适合肿瘤患者食用。

(25) 柑橘类水果：如柚子、橘子、橙子、柠檬等，含有丰富的维生素C，可防止亚硝胺的形成，预防肿瘤。存在于天然食品中的钙可以预防大肠癌，而最好的补充钙的天然食品之一是柚子，每100 g柚子含钙达519 mg，所以经常食用柚子可预防大肠癌。

此外，柑橘中还存在一类叫萜烯的物质，它和浆果中存在的鞣花酸能激活细胞中的蛋白质分子，将侵入人体细胞中的致癌物质包围起来，并利用细胞膜的吞噬功能，把致癌物质排出细胞外，从而起抗癌作用。

(26) 草莓：是不可忽略的排毒水果，热量不高，但含有丰富的维生素C，可用于清洁胃肠道及帮助肝脏清除体内垃圾。更重要的是，草莓中富含一种抗氧化成分，可抑制肿瘤的癌前病变，且有研究表明，冻干草莓的抗癌效果尤其明显，因为草莓在排掉水分后，其所含抗癌成分的有效性增加了近10倍。

(27) 苹果：含有大量的纤维素，经常食用，可以使肠道内胆固醇含量减少，粪便量增多，减少直肠癌的发生。同时，苹果中含有丰富的果胶，果胶能破坏致癌物形成。

(28) 红枣：含有丰富的B族维生素、维生素C、维生素P及胡萝卜素等，尤其是维生素C、维生素P的含量特别多。红枣中还含有三萜类化合物和环磷酸腺苷，具有抗癌作用。

(29) 葡萄：所含的白藜芦醇可以防止癌变，并能抑制已恶变细胞的扩散。在包括葡萄、桑树和花生在内的70多种植物中都发现了白藜芦醇，不过以葡萄以及葡萄制品中的白藜芦醇含量最高。所有的葡萄酒中都含有一定量的白藜芦醇，含量最高的是红葡萄酒，因此适量饮用红葡萄酒有一定的防癌作用。

(30) 猕猴桃：含丰富的维生素，尤其是维生素C的含量是橘子的4 ～ 12倍，是苹果的30倍，是葡萄的60倍，可以阻断人体内致癌物亚硝胺的生成。

(31) 山楂：能活血化瘀、化滞消积、开胃消食，同时还含有丰富的维生素C，能抑制肿瘤细胞的生长，适宜多种癌瘤患者的治疗，而且对于食欲欠佳的患者具有开胃作用。

(32) 无花果：含有18种氨基酸，其中10种为人体所必需，且富含多种维生素，其中维生素A、维生素C的含量尤其丰富。无花果也是富硒水果，其含硒量是食用菌的100倍，是大蒜的400倍。含20%左右的果糖和葡萄糖，极易为人体所吸收利用。无花果汁对肉瘤、腺癌、白血病、淋巴肉瘤均有抑制作用。临床用于治疗各类恶性肿瘤，包括舌癌、肺癌、腮腺癌、胃癌、肝癌、结肠癌、肾癌等。

（33）芒果：所含的丹宁是一种多酚，带有苦味，可以打破细胞周期，可能是芒果预防或抑制肿瘤细胞的一种机制。

（34）酸奶：含乳酸杆菌，可在胃肠道中减少有害细菌合成致癌物质，并分泌有利于增强免疫力的成分，对便秘帮助较大。

（35）茶叶：富含茶多酚，抗衰老效果比维生素E强18倍。抗氧化能力极强，这些均是茶叶抗肿瘤的有力证据。但是饮茶需要适量，茶浓度越高危害越大，茶中含鞣酸和茶碱，与食物中蛋白质结合可生成不易消化的鞣酸蛋白质，易造成便秘，因此建议饭前饭后半小时喝淡茶。

（36）南瓜子：前列腺正常分泌激素，需依靠脂肪酸的帮助，南瓜子富含脂肪酸，可维护前列腺良好的功能。每天坚持吃一把南瓜子有助于改善前列腺增生及前列腺癌症状。

100. 实用食谱

冰糖杏仁糊

【做法】甜杏仁15 g，苦杏仁3 g，粳米50 g，冰糖适量。将甜杏仁和苦杏仁用清水泡软去皮，捣烂加粳米、清水及冰糖煮成稠粥，隔天1次。

【功效】润肺祛痰，止咳平喘，润肠。

白果枣粥

【做法】白果25 g，红枣20枚，糯米50 g，一起煮粥即成，早、晚空腹温服。

【功效】解毒消肿。

薏苡仁莲子粥

【做法】薏苡仁100 g，粳米100 g，莲子20～30 g，煮粥，加冰糖或白糖少许。

【功效】健脾补肺，清热利湿，补虚益损，抗病毒，防癌。

银花藤粥

【做法】银花藤50 g，白花蛇舌草100 g，龙葵50 g，半枝莲50 g，大米

100 g,白糖30 g,煮粥。

【功效】清热解毒,散结消肿。直肠癌患者食用尤佳。

无花果粥

【做法】鲜无花果30 g,粳米50 g,冰糖适量,煮粥。佐餐食用,连服20天。

【功效】润肺解毒。肺癌患者食用尤佳。

芦笋粥

【做法】芦笋100 g,煎煮,取汁加粳米100 g,熬成粥即可食用。

【功效】清热凉血,稳定情绪,抗失眠。

芹菜粥

【做法】芹菜50 g,粳米100 g,先将米加水煮成粥,再加入切碎的芹菜。

【功效】通便润肠,增加食欲。

香菇粥

【做法】香菇25 g,粳米100 g,加水熬粥,调味服食。

【功效】增强免疫力,防癌抗癌。

扁豆粥

【做法】扁豆30 g,炒微焦。浸涨后,先煮半熟,加入粳米100 g煮成粥,再加白糖适量食用。

【功效】适用于癌症患者胃肠消化吸收能力减退者。

冬瓜皮蚕豆汤

【做法】冬瓜皮60 g,冬瓜子60 g,蚕豆60 g,一起放入锅内加水3碗煎至1碗,再加入适当调料即成,去渣饮用。

【功效】除湿,利水,消肿。适用于肺癌有胸腔积液者。

甘草雪梨煲猪肺

【做法】甘草10 g、雪梨2个、猪肺约250 g。梨削皮切成块,猪肺洗净切成片，挤去泡沫，与甘草同放砂锅内。加冰糖少许，清水适量小火熬者3小时后服用，每天1次。

【功效】润肺祛痰，适用于咳嗽不止者。

川贝甘草雪梨煲猪肺汤

【做法】甘草10 g，川贝母10 g，雪梨2个，猪肺约250 g。雪梨削皮切成块，猪肺洗净切成片，挤去泡沫，与甘草同放砂锅里。清水适量小火熬煮3小时后服用，每天1次。

【功效】润肺祛痰。适用于咳嗽不止者。

百合荞麦汤

【做法】鲜百合30 g（干品减半），荞麦片50 g。先将百合洗净，加水适量，煮开后改成文火煮30分钟，在加入荞麦片文火煮成汤黏汁稠时加入冰糖适量，待糖完全融化后即可食用。

【功效】补肺养胃。

银耳汤

【做法】银耳25 g，加水1 L，浸泡4小时，煮开后改为文火，煮至汁稠时加入甘蔗汁（约200 ml），再煮30分钟备用。

【功效】补肺养胃，除烦安神，补而不腻，不碍胃口，可长期服用。

茅根银花茶

【做法】鲜茅根50 g（干品减半），与银花共煮，待开后改为文火再煮15分钟，去渣取汁，代茶饮服。

【功效】清热解毒，凉血止血。对肺癌咯血有效，可常服。

乌鸡虫草汤

【做法】乌骨鸡1只，冬虫夏草10 g。先将乌骨鸡宰杀，脱毛，取内脏，洗净，再将冲洗干净的冬虫夏草放进鸡肚内，加冷水适量煮汤，约1小时，待鸡烂汁浓时，可适当加入食盐。服用冬虫夏草和鸡汤。

【功效】益气补肾，对肺癌患者的康复极有益。

薏苡仁赤豆红枣汤

【做法】生薏苡仁50 g,赤小豆25 g,红枣6枚。上述三物淘洗干净,加冷水500 ml,煮开后改文火,煮至赤小豆酥烂,汁黏稠后加冰糖适量,即可服用。

【功效】健脾利湿,补气和胃。

白参茯苓茶

【做法】生晒参(白参)5 g,茯苓10 g,先将茯苓煎水500 ml,去渣后入生晒参,再煎30分钟,饮汁代茶,煮3次后,连同人参一并服用。

【功效】增进食欲,改善咳嗽、心悸、气短等症状。但人参补气作用较强,可间歇使用,不可常服。

银杏红枣茶

【做法】银杏6～8个,红枣6枚。先将银杏去壳,加水500 ml,煮30分钟后加入红枣和适量白糖,再煮15分钟,即可食用,可每周食用2～3次。

【功效】化痰,止咳,平喘。

鲫鱼萝卜汤

【做法】鲫鱼1条(约300 g),白萝卜1个(约300 g)。先将鲫鱼去鳞和内脏,洗净,萝卜洗净切成片,先将鱼在油锅内煎一下,然后放入萝卜,加冷水、姜、葱适量,文火慢熬30分钟,待汤成乳白色时,加适当的盐,再小火慢炖10分钟,即可食用。

【功效】化痰,滋补。

海参南瓜粥

【做法】海参(水发)50 g,南瓜100 g左右,粳米50 g,加水煮成粥。

【功效】化痰止痛,通便泻热,可经常食用。

猪肺蘑菇汤

【做法】猪肺半个,鲜蘑菇250 g。先将猪肺洗干净,加冷水、生姜、葱适量,煮开后改文火焖30分钟,取其白汤1碗,加入蘑菇煮15分钟,加盐适量。

【功效】补肺抑瘤,可经常食用。

核桃仁参汤

【做法】核桃仁20 g，西洋参5 g。将核桃仁捣碎，与西洋参片同煮，加冷水500 ml，煮30分钟，即可食用。每周食用1～2次。经济条件不允许者可用白参代替西洋参。

【功效】补气补肾，润肺通便。

香菇萝卜汤

【做法】香菇100 g，白萝卜1个约300 g。先将萝卜捣碎或刨成丝，取其汁备用。将香菇切成碎块，加水500 ml，煮20分钟，兑入萝卜汁，加适量盐、味精、葱等，煮开后即可食用。

【功效】补肺开胃。

清蒸西洋参甲鱼

【做法】开水烫洗净甲鱼表皮，在腹内塞西洋参3～5 g，加适当调味品，隔水清蒸40分钟即可。

【功效】有益气滋阴、养肺补虚作用。肿瘤患者术前可每周食用1～2次。

清蒸西洋参鸽子

【做法】选用菜鸽（家鸽）1只，宰杀，脱毛，去内脏，在腹内塞西洋参3 g，加适当葱、姜、盐等，隔水清蒸40分钟，在焖半小时即可食用。可每周食用1～2次。

【功效】补肺补气。

山楂莲子汤

【做法】山楂8～10个，莲子25 g，加水500 ml，煮烂时，加白糖适量。

【功效】健脾开胃，促进食欲。

银杏蒸鸭

【做法】白果200 g，白鸭1只。白果去壳，开水煮熟后去皮、蕊，再用开水焯后放入去骨的鸭肉中。加清汤，笼蒸2小时后到鸭肉熟烂后食用，可经常食用。

【功效】补虚平喘，利水去肿。适用于晚期肺癌喘息无力、全身虚脱、痰多者。

五味子炖肉

【做法】五味子50 g,鸭肉或者猪瘦肉适量。五味子与肉一起蒸食或者炖食,并酌情加入调料。肉、药、汤俱服。

【功效】补肺益肾,止咳平喘。适用于肺癌肾虚型者。

莲子鸡

【做法】莲子15 g,花旗参10 g。鸡、鸭或者猪肉适量,莲子、花旗参与肉共炖熟,适当加入调料即可,可经常服用。

【功效】补肺,益气,生津。适用于肺癌气血不足者。

剑花白鳝汤

【做法】白鳝500 g,七星剑花90 g,马蹄250 g,蜜枣适量,炖汤。

【功效】清痰热,润肺燥。

花旗参肉汤

【做法】花旗参3 g,玉竹30 g,枸杞子15 g,山药30 g,桂圆肉15 g,猪瘦肉300 g或者整鸡1只,清水适量,烹熟食用。

【功效】清补提神,健脾益气。适用于肿瘤气阴两虚发热者。

桃仁粥

【做法】桃仁15 g,粳米100 g,清水适量。煮粥服用。

【功效】活血通络,祛瘀止痛。适用于肺癌血瘀疼痛、上气咳嗽者。

三丝烩芦笋

【做法】鲜芦笋500 g,香菇5个,胡萝卜半个,芹菜1根。调味料适量。

【功效】生血解毒,增进食欲。

罗汉果润肺汤

【做法】山药25 g,玉竹20 g,莲子15 g,薏苡仁20 g,桂圆肉10 g,红枣

12 g, 罗汉果 6 g, 枸杞子 10 g, 猪排骨或者鸡 300 g, 加水炖汤。

【功效】生血安神, 止咳润肺。尤其适用于肺癌阴虚燥咳者。

糖醋苦瓜

【做法】将锅烧热, 倒入苦瓜, 清炒 2 分钟, 盛入盘中。油锅烧热, 将蒜、葱爆炸, 倒入炒过的苦瓜, 充分搅拌。再加入精盐、白糖、酱油、醋等爆炒 1 ~ 2 分钟即成。

【功效】降火开胃, 润肺止咳, 清热解毒。

山楂肉丁

【做法】山楂 100 g, 瘦猪 (或牛) 肉 1 000 g, 菜油 250 g, 香菇、姜、葱、胡椒、料酒、味精、白糖各适量。先将瘦肉切成片, 油爆过, 再用山楂调料等卤透烧干, 即可食用。

【功效】开胃, 健脾。

黄芪山药羹

【做法】黄芪 30 g, 加水煮半小时, 去渣, 加入山药片 60 g, 再煮 30 分钟, 加白糖 (便秘者加蜂蜜) 即成。每天早晚各服 1 次。

【功效】益气活血, 增加食欲, 可提高胃肠吸收功能。

滋阴健脾粥

【做法】桂圆 20 g, 莲子 20 g, 山药 50 g, 薏苡仁 50 g, 粳米, 加水煮粥。

【功效】缓解化疗期间食欲不振、口干、乏力等。

复方黄芪粥

【做法】生黄芪 30 g, 生薏苡仁 30 g, 赤小豆 15 g, 鸡内金 9 g, 金橘饼 2 个, 糯米 30 g。将生黄芪、生薏苡仁、赤小豆、糯米洗净, 鸡内金洗净, 晾干研细末。把生黄芪放入锅内, 加清水 1 000 ml, 文火煮 20 分钟, 去黄芪, 放入薏苡仁、赤小豆煮 30 分钟, 再放入糯米、鸡内金末, 煮成粥。分早、晚 2 次服用, 食粥后嚼金橘饼 1 个。

【功效】健胃, 补气。适用于化疗后胃气受损、气弱、食欲差。

冬瓜赤豆粥

【做法】冬瓜500 g去皮切丁,赤小豆30 g。先将赤小豆加水煮沸后,再放入冬瓜和冰糖适量煮成粥。

【功效】利小便,消水肿,解热毒,止烦渴。

苦瓜粥

【做法】苦瓜100 g洗净去瓤切成小块。先将大米100 g淘净加水煮沸后,再放入苦瓜、冰糖、精盐适量煮成粥。

【功效】消暑降热,清心明目。

麦仁大米粥

【做法】取大麦仁、白米各150 g淘净煮粥。

【功效】消暑降温,止渴生津,补中益气。

菊花粥

【做法】黄菊花20 g,大米150 g,菊花煎水去渣后,与大米同煮成粥。

【功效】利尿,防暑。

麦冬粥

【做法】麦冬30 g,煎汤取汁。与粳米100 g煮粥。

【功效】养心,滋阴,安神,润肺,祛暑,降温。

绿豆南瓜汤

【做法】绿豆50 g,老南瓜500 g,食盐少许。

【功效】绿豆甘凉,清暑、解毒、利尿;配以南瓜生津益气,是夏季防暑最佳膳食。

胡萝卜鲫鱼汤

【做法】生鲫鱼约500 g,猪瘦肉100 g,胡萝卜500 g,红枣10枚,陈皮1小片。

【功效】清补益气,健脾化滞。

百合薏苡仁绿豆粥

【做法】绿豆50 g,薏苡仁50 g,稻米50 g,糙米50 g,百合(干)20 g,白砂糖30 g。

【功效】清热解毒,润肺生津,清热利湿,健脾和胃。

苦瓜菊花粥

【做法】苦瓜100 g,菊花50 g,粳米60 g,冰糖100 g。

【功效】清利暑热,止痢解毒。适用于中暑烦渴、痢疾等症。

红枣绿豆粥

【做法】红枣100 g,绿豆300 g,加水1 500 ml,明火煮沸后再改文火炖熬,使绿豆酥烂,加白糖100 g调匀,晾凉食用。

【功效】清热解毒,祛暑止渴,利尿,消肿。

莲子粥

【做法】将莲子20 g用温水浸泡去皮、去芯磨成粉状,与淘净的粳米100 g同煮成粥。

【功效】祛热解烦,安神养心。

杏仁粥

【做法】取去皮尖扁杏仁60 g,碾碎,同粳米300 g加水煮粥服用。

【功效】祛痰,止咳。

荷叶粥

【做法】将鲜荷叶1张洗净后煎汤取汁,加入粳米100 g煮粥,然后加白糖调匀食用。

【功效】防暑,利尿,降压。

百合银花粥

【做法】百合50 g洗净,银花(金银花)6 g焙干研成细末。粳米100 g煮沸后放入百合熬煮成粥。然后放入银花及适量白糖调匀食用。

【功效】清热消炎，生津止渴。

洋参怀山炖乳鸽

【做法】乳鸽1只，西洋参片15 g，怀山药30 g，红枣4枚，生姜1片。将西洋参、怀山药、红枣（去核）、生姜洗净，乳鸽去毛及内脏，洗净切成小块。把全部用料放入炖盅内，加开水适量，炖盅加盖，文火隔水炖2小时，调味即可。随量饮汤食肉。

【功效】适用化疗后气阴受损、气弱乏力、食欲减退、口干等症。

杞子甲鱼瘦肉汤

【做法】枸杞子30 g，甲鱼1只，猪瘦肉150 g。将甲鱼宰杀去内脏，洗净切小块，加水适量，与枸杞子、猪瘦肉共炖烂熟，加入食盐调味。

【功效】补气血。适用于化疗后身体虚弱者。

黄芪猴头汤

【做法】猴头菌200 g，黄芪5 g，枸杞子10 g，山药100 g，桂圆5 g，当归5 g，半支莲10 g，加水炖汤。

【功效】健脾养胃，补气养血。

鲜马齿苋兔肉汤

【做法】鲜马齿苋120 g，兔肉250 g（切块），加水煮熟，加入食盐调味，饮汤食肉。

【功效】利尿解毒。尤其适用于膀胱癌患者。

丝瓜鸭血汤

【做法】丝瓜100 g（洗净刮去皮、切块），鸭血块100 g，加调料煮熟食。

【功效】清热，利湿，解毒。防治膀胱癌。

山楂布楂叶煮蜜糖水

【做法】山楂肉40 g，布楂叶40 g，蜜糖适量。

【功效】清热消滞，活血解毒，滋阴润燥。适用于饮食积滞、消化不良的患者。

夏枯草甜瓜猪胰汤

【做法】夏枯草40 g，甜瓜1个，蜜枣2枚，猪胰条，猪肉120 g，细盐少许，煮汤。

【功效】清热利尿，养肝除烦，生津止渴。尤其适用于胰腺癌患者。

黄芪猪肉红藤汤

【做法】黄芪50 g，大枣10枚，猪瘦肉适量，红藤100 g，炖汤。

【功效】补气和中，和胃健脾，益气生津，清热解毒。适用于肠癌腹痛胀、大便频繁等。

石上柏山楂猪肉汤

【做法】石上柏40 g，山楂肉40 g，红枣4枚，猪肉160 g，细盐少许，炖汤。

【功效】清热解毒，活血去瘀。适用于鼻咽癌、大便不畅患者。

白果沙参玉竹猪肉汤

【做法】猪瘦肉60 g，白果5粒，沙参15 g，玉竹15 g，细盐少许，炖汤。

【功效】滋肾润肺，养阴解毒。适用于鼻咽癌患者。

五圆鸽子汤

【做法】肉鸽1只，桂圆肉10 g，枸杞子10 g，莲子10 g，去核红枣1枚，生姜1片，炖汤。

【功效】养阴宁神，和中补虚。

赤豆鲤鱼汤

【做法】赤小豆50 g，陈皮6 g，活鲤鱼1尾，加葱、姜调料适量。将鲤鱼去鳃、鳞、内脏，洗净，将赤小豆、陈皮塞入鱼腹内，另加适量姜、葱、食盐、料酒等，再加少量开水，上笼蒸1个半小时即可食用。

【功效】清热利湿。尤其适用于宫颈癌。

钱贯草煲猪小肚

【做法】钱贯草100 g,猪小肚5个,猪骨200 g,蜜枣3枚,生姜3片,炖汤。

【功效】清热解毒,祛湿止带。多用于宫颈癌。

八宝粥

【做法】党参、白术各15 g,茯苓、怀山药、芡实、莲子、薏苡仁各50 g,大枣10枚,糯米100 g,白糖适量。将莲子去心,诸药加水适量,煮30分钟,滤去党参、白术药渣,加糯米、白糖煲粥。

【功效】补益中气。适用于肿瘤手术或放、化疗后食欲下降、倦怠乏力。

参茸炖龟

【做法】龟肉500 g,人参10 g,鹿茸3 g,薏苡仁50 g,调料适量。将龟宰杀,去头、爪及内脏,洗净,切块,诸药布包同放入锅中,加生姜、清水等。水开后去浮沫,加料酒、色拉油等,文火煮至肉熟,加入食盐,味精适量。

【功效】益气温阳,养阴填精。适用于肿瘤患者阳气虚弱及化、放疗后红、白细胞下降等。

枸杞甲鱼汤

【做法】甲鱼300 g,枸杞子30 g,熟地黄15 g,北黄芪10 g,调料适量。甲鱼宰杀,去甲壳、头、爪,洗净、切块,放砂锅内,加清水及布包诸药,武火(大火)煮沸后,转文火(小火)煲至甲鱼肉熟透,去药包,调入食盐、味精适量。

【功效】益气养阴。适用于肿瘤患者气阴不足及化、放疗后红、白细胞下降等。

八珍鸡汤

【做法】母鸡1 000 g,当归、白芍、熟地、川芎、白术、甘草各6 g,党参、茯苓各10 g,生姜3片,调料适量。将鸡肉洗净,切块,放砂锅中,加生姜、诸药(布包)及清水适量,武火煮沸后,转文火炖至鸡肉烂熟,去药包,加入食盐等调料即成。

【功效】气血双补。适用于肿瘤患者手术及放、化疗后红、白细胞下降等。

表现为面色苍白、咽干、口燥、动则气喘、心悸、失眠等。

归参炖鸡

【做法】母鸡500 g，当归10 g，三七参10 g，调味适量。将鸡肉洗净，切块，放砂锅中，加生姜、诸药（布包）及清水适量，武火煮沸后，转文火炖至鸡肉烂熟，去药袋，调入食盐即成。

【功效】活血补血。适用于血液黏稠度较高的肿瘤患者。

菱粉薏苡仁粥

【做法】菱角粉50 g，薏苡仁50 g，山药100 g，糯米100 g，佩兰叶10 g，浙贝粉10 g。山药切片，薏苡仁泡开，佩兰叶放入布包内泡开，加入糯米，冷水烧开，再加入菱角粉和浙贝粉调匀，煲粥。

【功效】祛痰利湿，增加食欲。适用于肿瘤痰湿较重者。

蛇莲肉汤

【做法】白花蛇舌草30 g，薏苡仁、半枝莲各20 g，猪瘦肉100 g，调味适量。将猪肉洗净，切小块，薏苡仁泡开，余药布包。将猪肉、药包加清水适量煮开后，转文火炖至肉熟，去药渣，调入药末及食盐。

【功效】清热，解毒，利尿。

龙眼花生小米粥

【做法】龙眼肉15 g，花生米20 g，小米50 g。先将龙眼肉、花生米洗净，加适量水，待水烧开后，将龙眼肉、花生米、小米入锅，文火煮成粥，早晚服用。

【功效】益气补血。适用于贫血的肿瘤患者。

黑豆红枣糯米粥

【做法】黑豆25 g，红枣15枚，糯米50 g。黑豆洗净，红枣温水泡发，加水适量，水沸后加入黑豆、红枣，将黑豆煮至七八成熟时，再下糯米，文火煮成粥。另加红糖20 g，调匀服食。

【功效】益气补血、适用于贫血的肿瘤患者。

红糖煲豆腐

【做法】豆腐100 g,红糖60 g,清水1碗。红糖用清水冲开,加入豆腐,煮10分钟后即成。

【功效】补气血。适用化疗后身体虚弱者。

桂圆花生汤

【做法】花生连红衣250 g,大枣5枚,桂圆肉12 g。大枣去核,与花生、桂圆一起加水煮熟即可。

【功效】益气补血。

猪肝汤

【做法】猪肝100 g,菠菜200 g,胡萝卜100 g。加水炖熟,放入精盐、香油饮服。

【功效】补铁,抗贫血。

猪肝绿豆粥

【做法】绿豆50 g,陈大米100 g,猪肝100 g。绿豆大米煮粥近熟时加入肝碎片,猪肝熟透即成,共食之。

【功效】补铁,适用于化疗后体虚疲乏者。

麻仁粥

【做法】芝麻、桃仁各20 g,粳米80 g。用芝麻、桃仁和糯米共同煮粥即成,隔天1次。

【功效】润肠通便。大便干燥秘结者可用此粥。

芝麻粥

【做法】芝麻6 g,粳米30 g,蜂蜜适量。将芝麻炒香待米煮粥即将熟时加放,再加蜂蜜调匀即成,每天1次。

【功效】补血润肠。

养津饮

【做法】雪梨干、芦根各50 g,天花粉、玄参、荠菜各25 g,麦门冬、生地黄、桔梗各15 g,杭白菊20 g,同煎。去渣取汁,每天1次,分2次温服。

【功效】滋阴生津,凉血利咽。尤其适用于鼻咽癌患者。

无花果炖肉

【做法】鲜无花果120 g(干品60 g),瘦猪肉120 g,分别洗净切块,同入锅中加水适量,加调料适量,煮至肉烂,喝汤吃肉。

【功效】治疗鼻咽癌放疗后口干咽痛,有健脾和胃、消肿解毒作用。

山药莲苡汤

【做法】山药30 g,莲子(去心)30 g,薏苡仁30 g。加水适量,慢火炖熟,加白糖少许,每天1次,连服15天。

【功效】健脾益气,清心安神,尤其适用于鼻咽癌。

桂圆膏

【做法】桂圆肉120 g,党参250 g,沙参150 g,蜂蜜适量。将桂圆肉、党参、沙参放入锅中,加清水适量浸泡后,煎煮20分钟,取药汁1次,加清水再煮,如此共取药汁3次。将3次所得药汁合并,用小火煎熬浓缩至黏稠如膏时,加入蜂蜜,煮沸即关火,冷却,装瓶即可。用沸水冲化顿服。每日3次,每次50 g,连食7～10天。

【功效】补气养血,生津润燥,清热养阴。适用于手术及放化疗后体质虚弱的肿瘤患者,白细胞减少适用。

金银花露

【做法】金银花50 g(鲜品加倍),蜂蜜50 g。将金银花加清水2碗,加盖,小火煎煮取汁一碗,趁热加蜜,滚开后撤火,冷藏储存。每次服2汤匙,每天2～3次。

【功效】疏风散热,和中润肺。适用于鼻咽癌。

猪肉蜜膏

【做法】半肥半瘦猪肉1 000 g,蜂蜜500 g。将猪肉洗净切成小块,加水适量,煮至猪肉熟烂,去渣后加入蜂蜜,连成蜜膏即可。

【功效】滋阴生津,利咽润燥。适用于鼻咽癌患者放疗时或放疗后出现口腔黏膜溃疡,吞咽困难,咽干舌燥,声音嘶哑。

首乌粥

【做法】首乌50 g,大枣20枚,粳米100 g。大枣去核洗净,首乌水煎取汁;入粳米同煮为粥即可。每天1剂,早、晚服用。

【功效】有健脾补中、滋阴润燥之功效。适用于胃癌形体虚弱、不思饮食者。

冬菇鸡肉粟米羹

【做法】冬菇5个,粟米片30 g,葱1根。将冬菇浸软,洗净,切细粒;粟米片用清水适量调糊;鸡肉洗净,切粒;葱去须洗净,切葱花。把粟米糊放入沸水锅内,文火煮5分钟后,放鸡粒、冬菇,煮3分钟,放葱花调味,再煮沸即可。

【功效】健脾养胃。适用于胃癌食欲不振、体倦乏力者。

十全大补汤

【做法】党参、炙黄芪、熟地黄各12 g,茯苓、全当归各15 g,白芍、焦白术各10 g,肉桂3 g,川芎4.5 g,炙甘草6 g,墨鱼、猪肚各50 g,猪肉500 g,生姜30 g,猪杂骨、料酒、花椒、食盐、葱段、味精各适量。将上述中药装入纱布袋内,扎口备用,猪杂骨捶破,生姜切片。一并放入砂锅内,加清水适量和食盐少许,先用武火烧沸后,再用文火煨炖,待猪肉、肚熟烂时,捞起切成片,再放入汤中,取出药袋不用。服用时,将汤肉装入碗内,加入少许调味品即成。食肉饮汤,早、晚各服食一碗,全部服完后,隔5天再服,连续服用3 ~ 5剂。

【功效】适用于气血两亏的胃癌患者。

米仁赤豆汤

【做法】米仁100 g,赤豆100 g,煮汤,分早、晚服用。

【功效】开胃,适用于胃癌手术、放疗、化疗后。

萝卜大枣汤

【做法】取胡萝卜100 g,大枣20枚,以1 000 ml水文火煮至500 ml,分早、晚服用。

【功效】益气补血，尤其适合胃癌化疗后体虚贫血者。

半枝莲红枣羹

【做法】半枝莲50g，红枣20g，将半枝莲洗净，切成小段，放入纱布袋中，扎紧袋口备用。红枣洗净，去核，将枣肉与半枝莲药袋同放入砂锅，加水适量，大火煮沸后改用中火煎煮30分钟，取出药袋，滤尽药汁，饮汤吃枣，早晨空腹顿服。

【功效】清热解毒，利尿消肿，健脾抗癌，尤适宜胃癌晚期患者。

鳝鱼炖三七

【做法】鳝鱼500g，三七末10g，生姜2片，大蒜10g。生姜洗净，大蒜洗净，拍碎，鳝鱼去肠内脏，洗净，切段。烧锅置火上，放植物油适量，待热放入鳝鱼、大蒜、姜片爆炒，加水适量，转用瓦锅，放入三七末，加盖，文火焖1小时，水将干时，放入调味料，即可食用。

【功效】健脾，止痛，止血，适用于胃癌疼痛或见有消化道慢性失血。

砂仁山楂粉

【做法】砂仁5g，山楂15g。将砂仁、山楂研极细末，分早、中、晚3次，温开水送服。

【功效】消食化积，散瘀行滞。对于胃癌患者气滞腹胀、饮食不化具有较好的辅助治疗作用。

鲜橘乌梅饮

【做法】鲜橘皮20g，乌梅30g。将鲜橘皮、乌梅洗净，一同放入砂锅，加水适量，大火煮沸后，改用小火煎煮30分钟，滤汁，分早、晚服用。

【功效】理气健脾，促进食欲。

莲子煲肚片

【做法】莲子50g，猪肚250g。先将莲子用温水浸泡2小时，一剖为两半，去除莲心，备用。将猪肚刮洗干净，再用盐、醋、矾等揉搓，冲洗干净后放入锅中,加水煮熟,取出猪仁,切成小片,待用。炒锅置火上,加植物油适量烧至六成熟,如葱花、姜末煸炒炝锅,出香味后即放入肚片煸炒片刻,烹入料酒,再加清水适量,并放入莲子,大火煮沸,改用小火煲40分钟,待肚片熟透,莲肉呈酥烂状时,加精盐、味精拌匀,湿淀粉勾芡,即成。

【功效】养心安神,益肾固涩,调节消化功能。尤其适用于晚期胃癌患者。

金银花蒲公英糊

【做法】金银花30 g,鲜蒲公英100 g。先将金银花拣杂,洗净,放入冷水中浸泡30分钟,捞起,切成碎末,备用。将鲜蒲公英(带花蕾者亦可)全草择洗干净,切碎,捣烂成泥状,与金银花碎末同放入砂锅,加清水适量,大火煮沸后,改用小火煎煮成糊状即成。早、晚分服。

【功效】清热解毒。通治各期乳腺癌。

海带萝卜汤

【做法】海带30 g,白萝卜250 g。先将海带用冷水浸泡12小时,其间可换水数次,洗净后剖条,切成菱形片,备用。将白萝卜放入冷水中浸泡片刻,反复洗净其外皮,连皮及根须切成细条状,与海带菱形片同放入砂锅,加水足量,大火煮沸后,改用小火煨煮至萝卜条酥烂,加精盐、味精、蒜末,拌匀,淋入麻油即成。

【功效】软坚散结,防癌抗癌。尤其适用于乳腺癌。

山慈姑牡蛎海藻汤

【做法】山慈姑4 g,生牡蛎30 g,海藻20 g。先将采挖的山慈姑洗净,切碎后,装入纱布袋,扎紧袋口,备用。将生牡蛎敲碎,与洗净的海藻、山慈姑药袋同放入砂锅,加水适量,大火煮沸后,改用小火煎煮1小时,取出药袋,滤尽药汁,加入少许葱花、姜末、精盐、味精等调料,再煨煮至沸,淋入麻油即成。

【功效】清热解毒,软坚散结,防癌抗癌。尤其适用于乳腺癌及甲状腺癌等肿瘤。

菱粉芋头羹

【做法】老菱50 g,芋头250 g,白糖20 g。先将老菱洗净,劈开,取出菱肉,晒干或烘干,研成细粉,备用。将芋头放入清水中浸泡片刻,放入麻布袋中,捶打搓揉,除支外皮及杂质,洗净,剖开后,切成小片状或切成碎小丁状,放入砂锅,加水适量,大火煮沸,改用小火煨煮10分钟,待其黏稠成羹状,即成。

【功效】益气健脾,通络散结,防癌抗癌。本食疗方通治各期乳腺癌。

天冬绿茶

【做法】天冬8 g,绿茶2 g。先将天冬拣杂,洗净,晾干或晒干,切成片,与绿茶同放入杯中,用沸水冲泡,加盖闷15分钟,即可开始饮用。当茶,频频饮服,一般可冲泡3～5次,饮至最后,天冬饮片可同时嚼食咽下。

【功效】养阴清火,生津润燥。尤其适用于乳腺癌早期患者。

木瓜煲带鱼

【做法】生木瓜250 g,鲜带鱼200 g。先将生木瓜去皮洗净,切成片,备用。将带鱼拣杂,去鳃及内脏,洗净(勿将带鱼表层银白色油脂洗去),切成3～5 cm宽的段,待用。烧锅置火上,加植物油烧至六成热,投入葱花、姜末煸炒炝锅,出香后即投入带鱼段,煸炸时适时翻动,烹入料酒,加清汤或清水适量,大火煮沸,放入木瓜片,改用小火同煲至带鱼肉、木瓜片熟烂,加精盐、味精,拌匀,淋入少许麻油即成。

【功效】舒筋通络,防癌抗癌。尤其适用于乳腺癌。